根本　和馬
アンリミテッド株式会社　代表取締役
医経統合実践会　主宰

クリニック経営に成功する院長の8つの習慣

中外医学社

目次

目次

はじめに

2019年、年明け早々に主宰を務める医経統合実践会のホームページをリニューアルしました。

平日のほとんどが日本全国各地のコンサルティング、日曜日は講演などが多く、年末の期間しかホームページのリニューアル作業に時間やエネルギーが集中出来なかったのが元旦にリニューアルした理由ですが「せっかくお正月からホームページを見て下さった院長先生に、何かお返しが出来れば」という思いで、ホームページ内に「小冊子『スタッフをクリニック経営に巻き込む5つの方法』を期間限定で無料プレゼントします！」と、1月2日配信のメールマガジンで告知しました。

告知前は「いくら無料プレゼントとは言っても元旦からの告知だから、お申し込みがあるのは三が日を過ぎた頃かな」と呑気に構えていましたが、告知後、怒涛のようにお申し込みの

JCOPY 498-04880

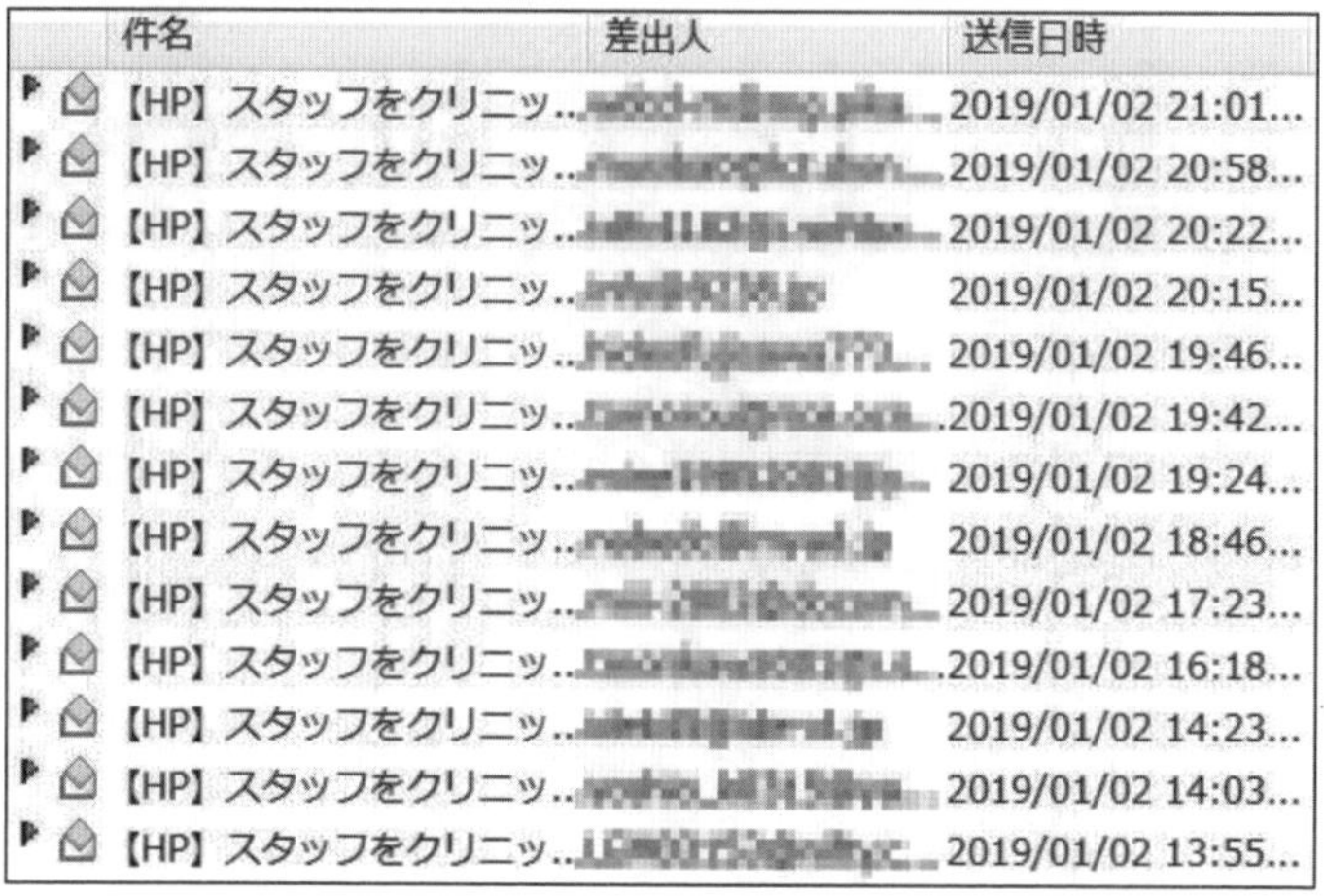
件名
差出人
送信日時
【HP】スタッフをクリニッ… 2019/01/02 21:01…
【HP】スタッフをクリニッ… 2019/01/02 20:58…
【HP】スタッフをクリニッ… 2019/01/02 20:22…
【HP】スタッフをクリニッ… 2019/01/02 20:15…
【HP】スタッフをクリニッ… 2019/01/02 19:46…
【HP】スタッフをクリニッ… 2019/01/02 19:42…
【HP】スタッフをクリニッ… 2019/01/02 19:24…
【HP】スタッフをクリニッ… 2019/01/02 18:46…
【HP】スタッフをクリニッ… 2019/01/02 17:23…
【HP】スタッフをクリニッ… 2019/01/02 16:18…
【HP】スタッフをクリニッ… 2019/01/02 14:23…
【HP】スタッフをクリニッ… 2019/01/02 14:03…
【HP】スタッフをクリニッ… 2019/01/02 13:55…

メールが届きました。

上記は私のメールソフトの画面を切り取ったものですが、如何にお申し込みが殺到したかをご理解頂けるかと思います。

結局この無料プレゼントは当初一か月間程度を予定していましたが、あまりにお申し込みが殺到し「これは年明けの社内業務が大混乱に陥るな…」と危機感を持ちましたので、五日間程度で打ち切りました。

この予想外の反響にコンサルタントらしく「どうしてこのような結果になったのか？」を考察した時、ひとつは「無料プレゼントであること」、そしてもうひとつは「クリニック経営で結果を出すために、スタッフを巻き込む重要性に気付いた院長先生が増えた」の2つが大きな理由であると考えました。

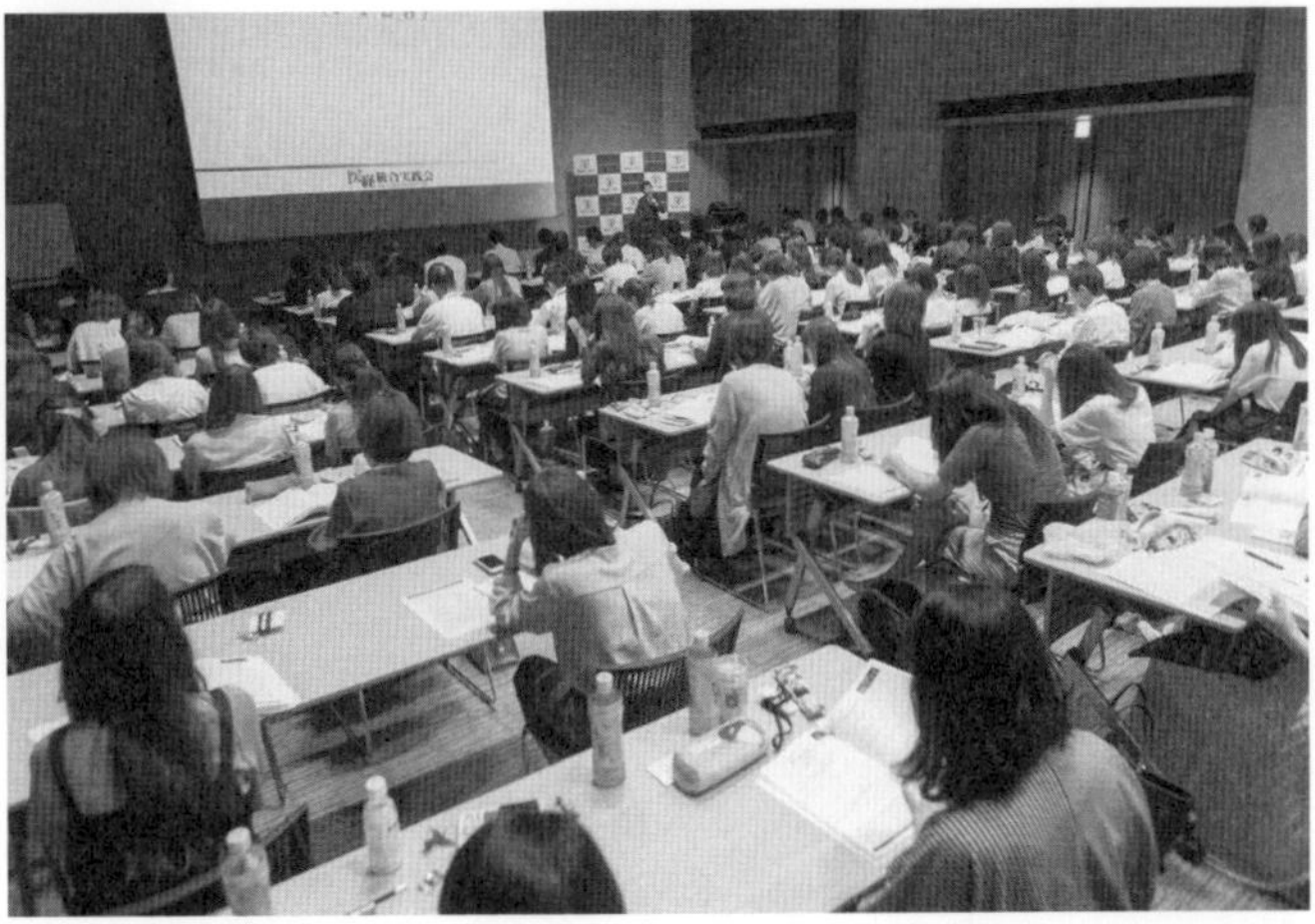

現に弊社のメインセミナー『医経統合実践塾』は２０１２年に初めて開催して以降、年々ご参加人数が増えております。２０１２年は院長先生とスタッフ様が合わせて10名様だったのが、２０１９年はひとつの会場では足りなくなり、東京、名古屋、札幌で開催。合計で２５２名様にまで増え、２０２０年は３００名様を超えております。ちなみに上記は２０１９年開催の「実践塾 名古屋会場」の様子です。

クリニック経営における「結果」とは？

先に「クリニック経営で結果を出すために、スタッフを巻き込む重要性に気付いた院長先生が増えたのではないか？」と書きましたが、そもそもクリニック経営における「結果」とは何を指すのでしょうか？ 私は大きく以下の３つであると考えます。

1. 増患増収

当然ですが、クリニックもお金が無ければ経営出来ません。人件費をはじめ、新しい医療機器の購入や、既存機器の修理、求人広告の掲載など、クリニック経営は実に多くのお金が必要です。

歯科や美容皮膚科など、診療内容に自費が多くある科目は増患しなくても増収する方法はありますが、多くの診療科目が保険診療が殆どですので増患と増収はセットで捉えるべきものです。

今から20～30年前は、開業すれば多くの患者さんでごった返し、待合室のイスに座り切らない患者さんは立って待っているということがありましたが、それは過去の話です。今、このような状態のクリニックは、増患増収の取り組みを他院よりも多くしているからこそ、この結果が出ているのです。

2. 良い人財の離職率の低下

前述したように、開業すれば黙っていても患者さんが増える時代ではありません。患者さんの期待値を超え、満足度を上げ続けた結果、増患します。

しかし現実的にスタッフ離職率が高いクリニックで「患者さんの期待値を超え、満足度を上げ続ける」ということが可能なのかというと、それはありません。離職率が高いクリニックは、常にスタッフ採用と教育に追われていますので、診療以外のプラスアルファの取り組みがしたくても出来ないのです。しかし「離職率の低下」ではなく「良い人財の」と書いてあることがポイントで、院長がミーティングで「今後患者さんの満足度を上げるために、こういう取り組みをやりたい」と話した時、「それは一体、どういう意味でやるんでしょうか？ 私達、ただでさえ忙しいんで、極力仕事を増やさないでくれるとありがたいんですが」などと、院長の意向を真っ向否定するようなスタッフは、いくら職歴が長くても「良い人財」とは言えません。

私が定義するクリニックにおける「良い人財」とは「院長の思いを代弁し、形にするために率先して行動する人材」を指します。このような「人財」がいてはじめて、クリニック経営で結果が出るのです。

3．良い人財の採用の成功

「少なくとも2019年時点では」という前置きがありますが、現代は人材の取り合いです。かつて某有名新聞で、ある企業が人材獲得（定着）のために「ペット手当支給」「ペットが病気になったら休める」という制度を導入したという記事を読み、経営者でもある私は卒倒しかけた記憶があります。しかし同時に「ここまでやらないと、今は採用（定着）しないのか。大変だな」と感じました。

現代は、患者さんだけでなく人材も積極的に動かないと採用出来ません。まして「人材」ではなく「人財」を採用するためには、他のクリニックでは取り組んでいない採用の取り組みを実施する「攻めの採用」をすることが不可欠です。

※ちなみに「ハローワークに出す」「新聞の折り込み広告に出す」など、どこのクリニックでも出来る採用活動を、私は「守りの採用」と呼んでいます。

クライアントのスタッフ様のお顔が出てしまうので、本書では掲載出来ませんが、例えばあるクライアント様では試用期間を終えたスタッフが「このクリニックで働くようになったきっかけ」「入社してから現在に至るまでの、自院で働いての感想」「自院の魅力」などを2~3分程度でインタビューし、それを動画にして採用専門ホームページに掲載しているところがあります。これが「攻めの採用」の例です。ちなみに次頁の通り、動画を活用しての採用活動は弊社でも実施しております。スタッフが前向きに笑顔で協力してくれたおかげで、たった2週間近くの募集期間で60人以上の応募がありました。

以上が「クリニック経営で求められている3つの結果」です。

三桁を超える院長と仕事をしてきたからこそわかる「成功と失敗の習慣」とは?

もちろん全てのクリニックが前述した3つの結果が出ている訳ではありません。そしてこれは私自身が現時点で8年間、2つの会社を経営しているからこそ言えることですが、3つの結果が出るかどうかの一番の原因はトップである経営者にあります。無論、クリニックなら院長にその原因があるということです。

ではクリニック経営に成功する院長と失敗する院長は何が違うのか? これを具体的にした

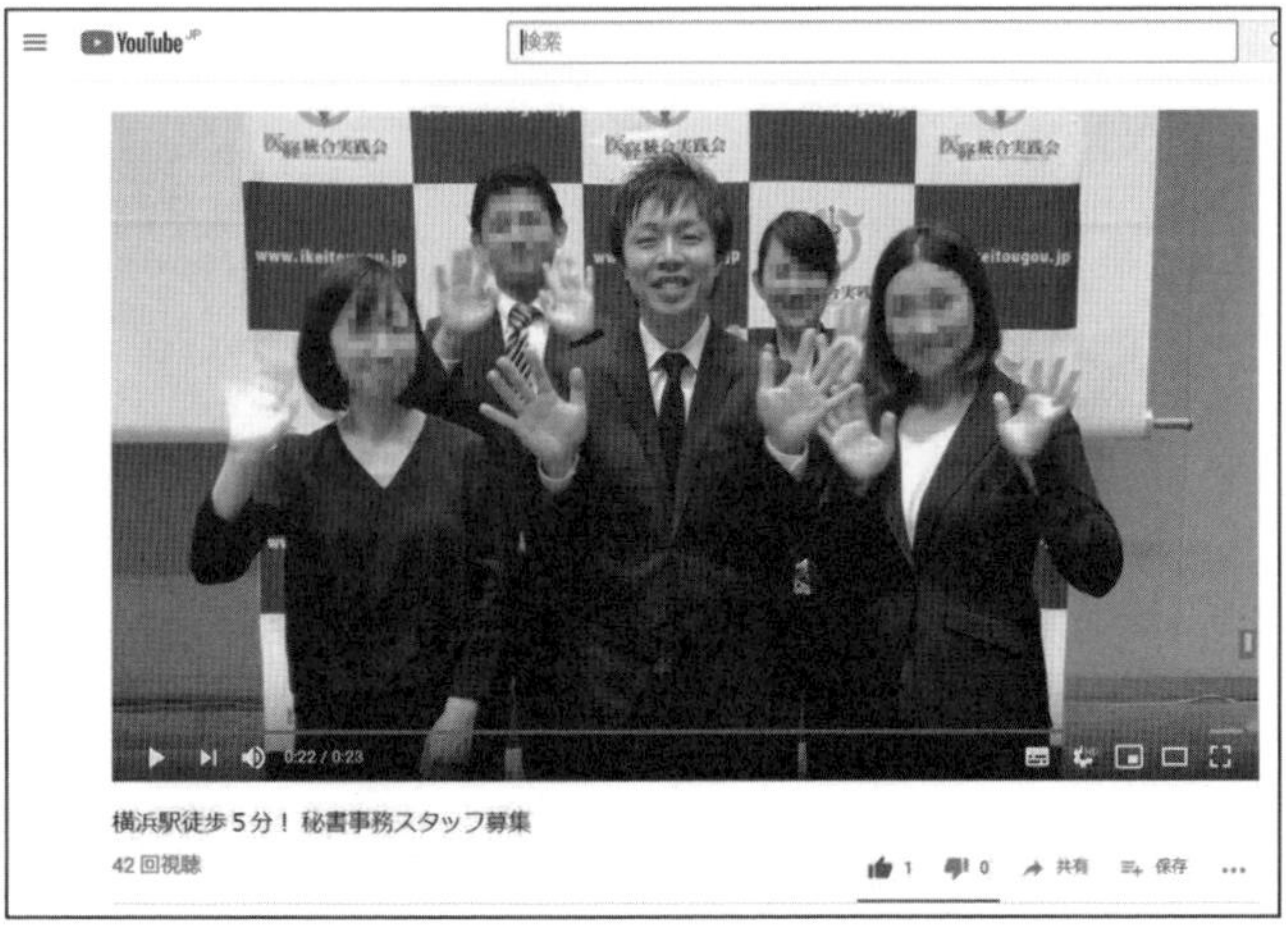

のが本書です。

あまりにリアルな記載に、本書を読みながら時に不愉快な思いをされるかも知れませんが、あくまで本書を書いた目的は「クリニック経営が成功する院長先生の習慣を学び、ＴＴＰ（徹底的にパクる）して頂きたい」ということだけです。日々の診療だけでもお忙しい中、貴重な時間を使って本書を読んで下さった先生に、何としても前述した「３つの結果」を更に出して頂きたいのです。

- ミーティングをやると独演会になり、スタッフはお通夜のようにうつむいている
- 院長やクリニックに対しての愚痴不平不満文句がスタッフルームから聞こえてくる時がある
- 院長から言われたことに嫌々取り組む。クリニックが良くなるために、率先して考え、行動する様

子は一切無い
- ある日突然スタッフが辞める
- レジのお金が合わないことがある
- スタッフが休みやお金に対して本当に細かくて困る
- 自己成長のためにセミナー参加を促すも、全く行く気が無い
- 良い人材の応募が全くない
- そもそも応募自体が少ない
- 早く帰りたいという割には、診療後の掃除をダラダラやっている気がする
- スタッフのミスが一向に減らない
- 「このスタッフ、うちで働いて長いのに、まだこんなことが出来ないんだ」と思うことがよくある
- 育てたと思ったら辞める、の繰り返し
- 勉強や練習を重ねて、スキルアップしようという姿勢を全く感じない
- 同じ職種のスタッフである筈なのに、提供するサービス内容に差がある
- 機械が壊れたり、器具が無くなったりすることがある。もっと職場の道具を大切に扱って欲しい
- スタッフの評判が悪いのか、患者数が減ってきた気がする

挙げたらキリがありませんが、このどれもが本書の中に解決のヒントがあります。そのつもりで全精力を投じて執筆しました。

もちろん私自身、本文にあることの全てが出来ている訳ではありません。出来ましたら「根本と一緒に成長するために、この本から何が学べ、実践出来るか？」という視点で読んで頂ければ幸いです。

習慣1 成功する院長は伝える

8

開業医は医師だけでなく、経営者という大きな役割があります。私も起業して実感したことですが、経営者と従業員（私はこの言葉は好きではないのですが）には「男性と女性」「日本人と外国人」くらい、考え方や物の見方に大きな違いがあります。

そして、違いがあるからこそ、経営者として自身の考えを伝えなければならないのです。

はっきり言って、伝えられない経営者は経営者ではありません。「経営者」と書いて「伝達者（でんたつしゃ）」と読むと言っても過言ではありません。伝えられないなら経営者になるのは諦めた方が良いかも知れません。それ位、重要なのです。

「いや、元々自分の考えを人に言うのは得意じゃないんですよね…」

このような院長もいるかも知れませんが、それはスタッフには関係ありません。諸説ありますので個別名は控えますが「起業したら、電信柱が高いのも、郵便ポストが赤いのも、自分のせいだと思いなさい」と経営者に語ったコンサルタントがいたようですが、経営者になったらそこまで「自責（全て自分の責任という意識のこと）」で考えるということは、極めて大切です。

元々自分の考えを言うのは得意じゃないという自覚があるなら「どうしたら、自分の思いが伝わるか?」「どんな言い方をしたら、スタッフの胸に響くのか?」を考え、試行錯誤してみて下さい。

そんな私も、本性は人前で話をするのは得意だとも、好きだとも思ったことは一度もありません。弊社のメンバーはよくわかっていると思いますが、社内にいる私は決して口数が多い方ではありません。「伝えるのが得意」と「お話好き」は必ずしも相関関係は無いのです。

なぜ伝えることが出来るのかと言うと「それが仕事だから」の一言に尽きます。講演の時に

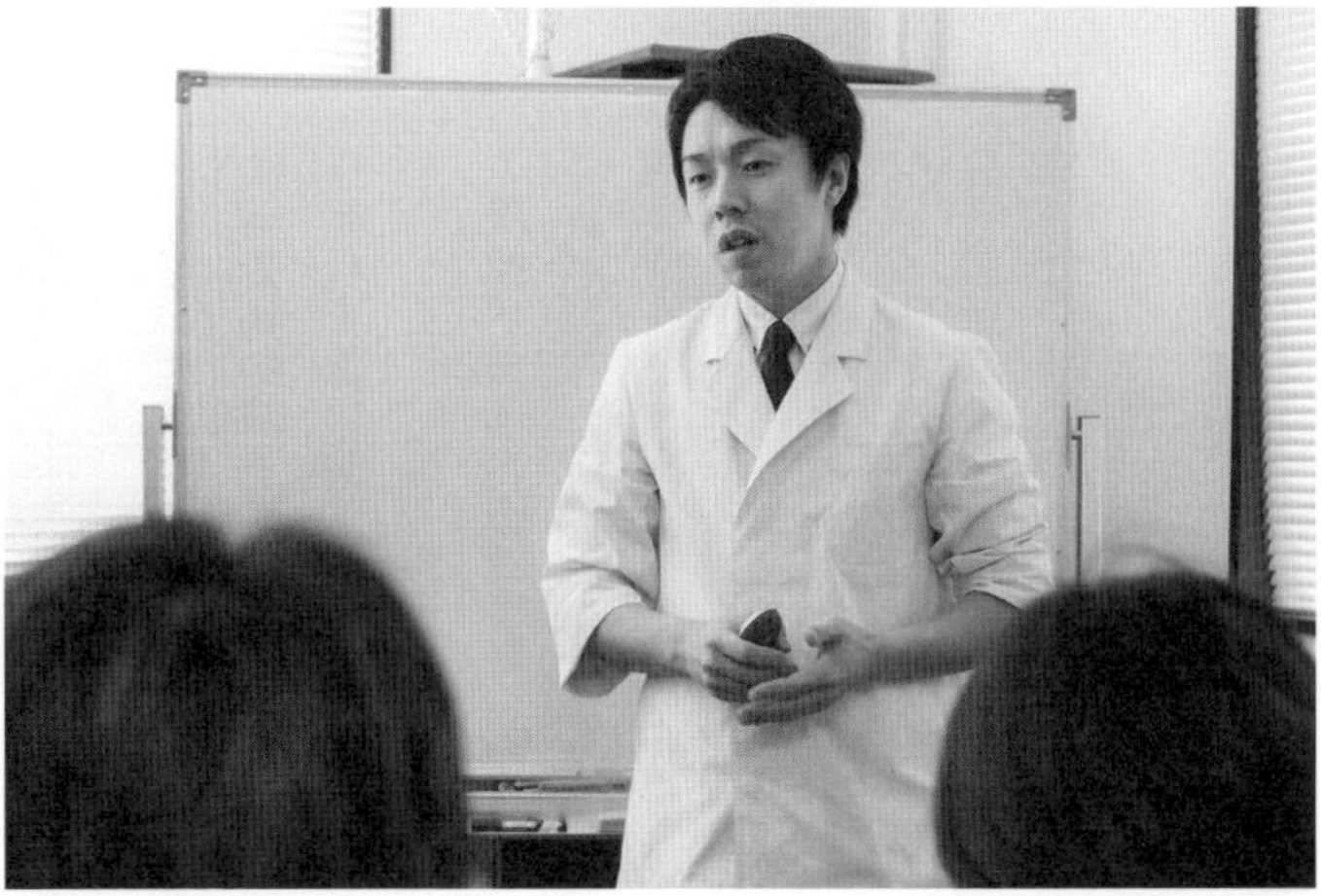

はスーツを着て演台に立つ際に、上記の写真のように、コンサルティングの際には白衣を着て、院長先生とスタッフ様の前に立った際に、スイッチを入れるのです。ただ、それだけです。

スイッチが簡単に入るか否かは、経験の積み重ねによります。話をする機会を積極的に持ち「今日はこの話をしている時、スタッフの反応が良かったな（または、悪かったな）」と、反省・改善し、また話をするという繰り返しによって「話をする」ということのアンテナの反応が良くなります。

そうなることで、読書をしている時、買い物をしている時、外食している時など、あらゆる場面において「これはスタッフにこのように伝えよう」という話のネタが湧いてきます。

スタッフに話をする前に実践したいこと

伝える力を含め、経営者にとって大切な力のひとつは「コミュニケーション力」です。これは「これを相手に言ったら（したら）、相手はどう思うのか？　を察し、プラスに作用するならそれを言い、マイナスに作用するならそれは言わない、という力のことです。

院長があるスタッフに「●●町付近の地域に住んでいる人は所得が低いし、そういう人は概ね質が低いから、このエリアの患者さんが増えるのはあまり望んでいない」と言ったところ、該当地域に住んでいるスタッフが複数いたという笑えないエピソードがありますが、これもコミュニケーション力のひとつです。

誰もがスマートフォンを持つ現代は、常に自分の会話や振る舞いが録音・録画されているという感覚でスタッフと向き合うことをお勧めします。白衣を着て、診療室というステージに立ったら経営者としてのスイッチを入れ「これを言ったら、スタッフがどう思うのか?」「この言動を録音・録画されてＳＮＳに投稿されても恥ずかしくないか?」を常に考えて下さい。

スタッフの改善点をメールやＬＩＮＥなどの文章で送るのも控えた方が良いです。例えば

「特に朝は、自分から元気に挨拶することが大切ですよね」程度の文章であれば良いですが「朝のあなたの挨拶は一体何でしょうか。とても『今日も一日頑張るぞ！』という思いを感じません。そんな挨拶をされると、チーム全体の士気に関わりますのでくれぐれもご注意下さい」という文章は送られたスタッフの士気を下げるだけでなく、今後何かあった時に証拠として残すためにスクリーンショット（スマホの画面を画像として保存する手段です）して保存される可能性もあります。

私が主宰する医経統合実践会は「スタッフをクリニック経営に巻き込むことで、院長は院長にしか出来ないことに集中して頂きましょう」というコンセプトであるため、定期コンサルティングではスタッフ様と個人面談させて頂きます。この面談で「この一か月の間に、院長からこんなＬＩＮＥが届いたんですが」と、院長がそのスタッフをＬＩＮＥで非難している文章をスクショ（スクリーンショットの略語です。ご存知無かった先生はこの機会に覚えて下さい）したものを私に見せてくれた方もいます。

似たような話では、今はＬＩＮＥのグループ機能を使って情報共有しているクリニックもありますが、特に院長が何かを発信する際には、曜日と時間に配慮が必要です。経営者として勢いがあるのは結構なことですが、その勢いのままに休診日や早朝・深夜にメッセージを送ってしまうと、多くのスタッフから不満の声が上がる可能性が高いです。

それでも緊急的にメッセージを送る場合には「業務時間外に失礼します。どうしても今日中に皆さんにお伝えしなければいけない内容ですので予めご了承下さい」という前置きがあるのと無いのでは、スタッフの印象は全く違います。

繰り返しになりますが「これをスタッフに言ったらどう思うか?」「このタイミングでスタッフにこれを伝えるのは適切か?」を常に考えて下さい。これがコミュニケーション力です。

さて、スタッフに自身の考えを伝える上で、コミュニケーション力が大切ですが、例えば「かつてうちのクリニックはAさん、Bさん、Cさんっていう本当に素晴らしいスタッフがいて、診療が忙しいにも関わらず、あんな取り組みやこんな取り組みが出来ていて、患者さんにも本当に満足して頂けていました。残念ながら今はAさん、Bさん、Cさんが辞めてしまって、かつての取り組みが出来なくなっているけど、また始めたいんです」

という話を現在のスタッフであるDさん、Eさん、Fさんの前でしたら「よし、やってみよう！」となるでしょうか？ 余程意識が高いスタッフならともかく、多くの場合は「何よ！ 昔働いていたスタッフばかり褒めて！ 私達は頑張ってないって言うんですか!?」と、逆にモチベーションを下げるのではないでしょうか。

院長夫人は貴重なアドバイザー

このような悲劇を生まないためにお勧めなのが「院長夫人（未婚の方は、彼女でも良いです）に、スタッフに話そうとする内容を聞いてもらう」という方法です。

予め院長夫人に話を聞いてもらい「この表現がよくわからなかった」「こういう言い方をすると、スタッフは気分が悪いと思う」という忌憚のない意見を言ってもらうのです。

言うまでもないことですが、この取り組みをする際の注意点は、院長夫人からのフィードバックに「何だと！ 俺がこんなに頑張って伝えているのに！」とキレないことです。それをした瞬間「何よ！ こっちも忙しい中、ちゃんと聞いて感想言ってるのに！ そんな言い方するなら、二度と話なんて聞かないから！」とカウンターパンチが飛んでくること必至です。そうなると、仕事での悩みに加えて家庭での悩みも抱えることになり二重苦です。目も当てられない状況になりますので、くれぐれもご注意下さい。

せっかくですのでこの機会にお伝えしますが、この院長夫人の場合には「何よ！」と言い返すことが出来ましたので、まだ大丈夫です。おそらく様々な理由で言い返すことが出来ない院長夫人の方が多いです。

前述したようにコンサルティングではスタッフ面談を実施していますが「最も面談に時間が掛かったのは、スタッフではなく院長夫人だった」ということも往々にしてあります。それはそれで「聴く」「共感する」「受け止める」ということもコンサルタントとして大切ですし、そのための面談でもありますので、それは良いのですが、ここで院長にご理解頂きたいのは「院長夫人が院長に言わないのは、何も思うことが無いということではなく、思っていても言えない、という可能性もあるな」ということです。院長夫人へのそのような配慮も、コミュニケーション力のひとつと言えます。

普段は面談させて頂いていない院長夫人が「今日は私も根本さんにお話したいことがあります」と面談を希望されたので、何事かと思ったら「先日院長が医院を出た矢先に「カーッ、ペッと道に唾を吐いたので『ちょっと！　どこで誰が見ているかわからないのだから、そういうことはしちゃダメですよ！』と、たしなめたところ『うるさい！』と一喝されたのですが、このことについて根本さんはどう思われますか？」という、聴いていて気絶するような内容でした。

「んな、アホな」と思われるかも知れませんが、はっきり言ってこのような出来事は枚挙にいとまがありません。院長と二人の場面では言いたいことは言えないのか、私がコンサルティングにお伺いした日に院長夫人もやってきて、診療後に私同席の下「普段二人だと言えないですが、根本さんが間に入ってくれているので言わせて貰いますが…」と、夜中一時過ぎまで「前回のコンサルティングからの一か月間、如何に自分に最悪な対応をしたのか？」ということを延々と語られた院長夫人もいます。

医経統合実践会はあくまで「実践する」に重きを置いていますので、ぜひここまでお読み頂いた院長には院長夫人に対して「普段仕事ばかりでなかなか君の話を聴いてあげられなくてごめんね」とお話を聴く機会を作ることを実践して頂きたいです。これによってご夫婦仲が円満になるなら、それだけで本書をご購入、ここまでお読み頂いた費用対効果はあります（笑）。

JCOPY 498-04880

まずは理念を伝えよう！

「伝えることが経営者として大切なのはわかったけど、一体何を伝えれば良いの？」

このように考える院長も多いと思います。伝えることは多岐にわたるのですが、不可欠なのは「医院理念」です。医院理念は「このクリニックが何のために存在しているのか？」「このクリニックはどんな思いで医療サービスを提供しているのか？」ということを指し示す非常に大切なものです。

クリニックを一隻の船に例えるなら、船長は院長、船員はスタッフ、そして医院理念はその船が向かう先です。つまり理念が無い、もしくは伝えていないということは、方向性を示さないで船を動かすことと同じであり、しかし方向性が明確ではないので決して進むことは無いのです。

つまり理念が無かったり、浸透していないクリニックで働くスタッフ達に「仕事に対してのモチベーションを上げろ！」というのは、行先の定まっていない船を動かしている船員に対して「もっと船が動くように頑張れ！」と言うのと同じ位、無理難題なのです。

しかし、今ではこんな偉そうなことを書いている私も、創業した後すぐに今の会社理念があった訳ではありません。当時の理念は前職の会社の理念をつぎはぎしたものだったのです。

意外にこのようなクリニックは多いのではないでしょうか。今では素晴らしいチームに成長されているクライアント様でも、院長先生にお話を聴くと「実は最初の理念は、適当に知り合いの先生のクリニックのホームページに書いてある内容を読んで『この言葉良いね』と思ったものを、いくつか繋げたものでした」と仰います。

私の場合で言えば、創業3年くらい経った頃「これから更に会社が発展するためには、自分の腹落ちするしっかりとした会社理念が必要なのではないか？」と考え、今までの経験を振り返ったり、様々なビジネス書を読んだり、経営者向けのセミナーに参加したり、真剣に考えたり、ボーっと考えたりの積み重ねで、それから1年後位に今の理念を掲げるに至ったのです。

理念があることでブレなくなる！

1年間考え、腹落ちした会社理念が出来たことで気付いたことは「スタッフにメッセージを伝える際にブレなくなる」ということです。元々言ってることがコロコロ変わる性格ではない

（と、私は思っています。メンバーはどう思っているかわかりませんが）のですが、理念を明確にしたことでより自身の発言にブレがなくなりました。

前述したように、私が主宰する「医経統合実践会」は「スタッフをクリニック経営に巻き込む」をコンセプトにしていますので、コンサルティングにおいても院長と話すだけでなく、スタッフひとりひとりの個人面談を実施するのですが、そこで「今、仕事をしていて悩んでいることや困っていることは何ですか？」と尋ねると「先生の言うことがコロコロ変わるんです」「朝礼の時にこう言っていたと思ったら、午後の診療では突然違うことを言い出して、もうどうしたら良いのかわかりません」という回答があります。

朝令暮改は決して悪いことだけではありませんので、一概にそれを否定は出来ませんが、あまりにスタッフが困惑するくらいコロコロ変わるのは考えものであり、その原因はもしかしたら明確な理念が無いからかも知れません。

ちなみに弊社の会社理念は「自分がされて嬉しいことを、相手にも出来る会社を目指す」ですが、この理念を掲げたことでメンバーの業務を見ている際に「もしあなたがお客様なら、あなたが作ったメールを読んでどう思いますか？」「もしあなたがお客様なら、この状態で商品が届いたら『この会社のファンになろう!』って思えますか?」と理念を織り交ぜながら指導することで、メンバーに伝わりやすくなりました。

すると次第にスタッフから「うちの理念に沿って考えると…」という発言が次第に出てきました。もちろん私が10伝えるうちの1~2程度の発言数ですが、それでもスタッフから自主的に理念に関連する言葉が出てきたのはとても嬉しかったです。

スタッフに理念を伝えるための事前準備

腹落ちした医院理念が出来上がったら、スタッフに伝えて下さい。ここでの注意点は、ある日突然「うちの医院理念は●●になったから」で説明を終わらせないことです。

ここまで本書を真剣に読んで下さっている院長からすれば「んな、バカな」と思うかも知れませんが、このようなことが多くのクリニックで日常茶飯事に起こっているのです。実際に理念についても前回のコンサルティングで「先生、今後当院のスタッフ達が集団からチームに成長するために医院理念は不可欠ですので、これから一緒に考えていきましょう」とお伝えしたところ、翌月にお伺いした際に院内の数か所に院長がワードで作った理念が「ただ貼られていた」ということがありました。

短い説明を受けたスタッフや、ただ院内に掲示された理念を見たスタッフが「そうか！ これからうちのクリニックの理念は●●になるのか！ よーし、やってやろう！」なんて思うのでしょうか。

医院理念を伝えるために、少なくとも30分は時間を作って下さい。現実的なのは午前診療が終わった後の時間です。ちなみにスタッフ構成が常勤ばかりのクリニックでしたら「ちょっとすみませんが、30分時間下さい」という感じで済むかも知れませんが、現実的にパートスタッフは「時間＝給与」という感覚で仕事をしていますので、30分であっても拘束される時間があれば「この時間は仕事なのか？」と感じますので「30分間の時給をつけますので、私から話をさせて下さい」という事前の説明は必要です。少しでもスタッフの士気を上げるために、その日は医院でお弁当を支給するのも一案です。

非常に細かい話ですが、せっかく昼食を医院で用意するのでしたら、予めしっかりそれをスタッフに伝えて下さい。伝わってないと自分で昼食を用意したスタッフが「それならちゃんと言って欲しい」と確実に思いますし、このような些細な疑問がクリニックでは山のように起こっているのです。くれぐれもご注意下さい。

さて、これから大切な医院の理念を伝えるのですから、スタッフに少しでも良い状態で話を聞いてもらって下さい。「一体この時間は仕事なのか？」「はたしてこの時間に時給はついているのか？」という疑問を持たれた状態は、言わば「コップが下向き」です。このコップにどれだけ工夫して水を入れようとしても入らないのと同じで、どれだけ院長が熱心に話しても、肝心の内容がスタッフには伝わっていかないのです。

ちなみに、やるべき事前準備の後、しっかり理念を説明したからと言って、スティーブ・ジョブズがiＰｈｏｎｅのプレゼンをした後のようなスタンディングオベーションが起こることはありません。院長が熱を込めて準備し、当日伝える程、スタッフとの温度差に「あれ？」となるかも知れません。

しかしこれは仕方ないです。余程、かねてから信頼関係が作られているカリスマ院長がプレゼンするならともかく、そんな院長は千人に一人もいないですので、理念を伝えた後に温度差があっても「まぁ、最初はこんなものかな。徐々に浸透していけば良いか」という感じで良いです。

JCOPY 498-04880

肝心なのは理念を伝えた後！

理念を伝える当日も大切ですが、より肝心なのは理念を伝えた後です。それはスタッフが院長の言動に対して、理念に沿うものかどうかをよく見ているからです。

これは自戒の念を込めて書きますが、スタッフに何かを伝えるためには、経営者はその3倍量を実践する必要があります。それ位本気になって実践して初めて「うちの院長は本気だ。自分達もちゃんとしなくては」となるのです。

乱暴な言い方をすれば、従業員はそういうものです。経営者は自身の事業について24時間365日考えるのが「普通」です。また、その感覚が無い経営者の事業は早晩停滞していきます。一方、従業員は経営者の意識の3分の1程度の意識です。経営者が24時間仕事に対して打ち込むのに対し、従業員は8時間が「普通」ということです。

だから「スタッフは経営者の3分の1程度の意識なんだから仕方ありません」と言いたい訳ではありません。3分の1程度の意識を更に引き上げることが出来るかどうかは、経営者の手腕に掛かっています。

如何に医院理念が浸透するために院長の振る舞いが大切かという話に戻すと、例えば「笑顔が集まるクリニック」という理念を掲げているクリニックの院長に全く笑顔が無かったらどうでしょうか？　そこで働くスタッフが満面の笑顔で患者さんに対応すると思いますか？　院長がスタッフに求める笑顔の3倍量の笑顔であることで「院長先生は本当にいつでも笑顔だな。私も仕事来る前に嫌なことあったけど、仕事中は笑顔にならなきゃ」と思うのです。

理念とは逸れますが、似たような内容ですのでここに書きますが「待ち時間対策をしよう」と院長が言う割には、診療開始の時間に診察室にいなかったり、診療中に意味不明に診察室からいなくなり、院長を探していたスタッフが院長室の奥から、ゴルフに行く話を聞いていたり、パソコンに表示される株（と思われる）のグラフを見て信頼を損ねたという笑えない話がよくあります。

繰り返しになりますが、理念に限らず、スタッフにメッセージを伝える上では、その3倍量を院長が実践していて初めて伝わるのだということを忘れないで下さい。これが腹落ちするかしないかで、医経統合実践会のコンセプトである「スタッフをクリニック経営に巻き込む」ことが実現するか否かが決まると言っても過言ではありません。

JCOPY 498-04880

次に大切なのは繰り返し、繰り返し、何度でも理念を伝えることです。朝礼の時、ミーティングの時、ちょっとしたスタッフとの会話の時、あらゆる場面で「うちの理念は…」と伝えて下さい。その積み重ねの中で、少しずつスタッフ間に浸透するのです。以前読んだある経営者が書いた本には「スタッフに1伝えて伝わらなかったら10伝える。10伝えて伝わらなかったら100伝える。100伝えて伝わらなかったら1000伝える。スタッフに事業について当事者意識を持ってもらうためには、これ位の姿勢が大切なんだ」ということが書いてありました。

どんな医院理念が良いのか？

繰り返し理念を伝えるためにも、理念は院長がそらで言えるくらいの言葉量であることが望ましいです。

「医院理念　1．常に最新の医療技術を学び、自己成長を続けます　2．患者様に愛されるクリニックになるために、最高の笑顔でおもてなしします　3・・・」のような理念を掲げるクリニックがありますが、果たしてそれを院長は憶えているのでしょうか？　本当にそれが前述したように、理念を作り上げるために様々な学びを積み、熟考に熟考を重ねたものでしたら、そらで言えるでしょうが、大体の場合、前述したようにこのような理念を掲げている院長

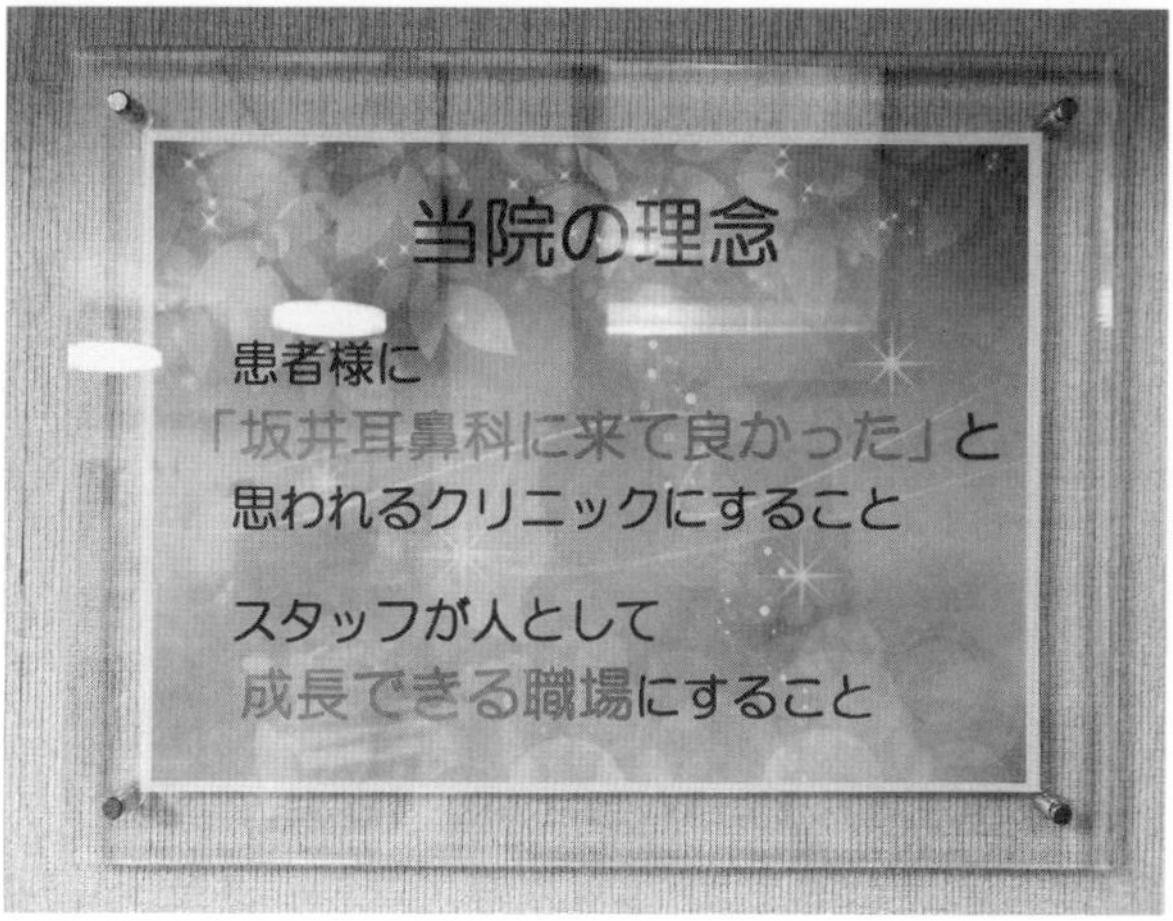
当院の理念
患者様に
「坂井耳鼻科に来て良かった」と
思われるクリニックにすること
スタッフが人として
成長できる職場にすること

の多くが「いやー、何となくいくつかのクリニックのホームページ見て『良いな』と思ったフレーズ抜き出したんですよー」などと言います。

当然ながらこのような理念は院長自身に腹落ちしていませんので、スタッフに伝わることなど夢のまた夢です。

ちなみに私のクライアントの医院理念の例をいくつかご紹介します。もしまだ明確な理念が無いようでしたら参考にして下さい。

- 病を治す＋おもてなしの心＝気持ちの良い医院
- 全ての患者様にハピネスを
- 患者さんに最良の医療を提供する
- ●●歯科医院に関わる全ての人が幸せになる歯科医院

JCOPY 498-04880

尚、前頁は本書でインタビューにお答え頂いている坂井耳鼻咽喉科様の医院理念です。難しい語句や言い回しは一切無く、新人スタッフでもすぐ憶えられる素晴らしい内容です。

理念が浸透するために、どんなことに取り組むか?

前述したように、理念が浸透するためには院長が繰り返し伝えることに加え、院長が理念に沿った行動をスタッフに求める3倍以上実践していることが大切ですが、それに加えていくつかの方法があります。

●朝礼での唱和

本書を熱心に読んで下さっている院長のクリニックでは既に朝礼をやっているかと思いますが、朝礼のメニューの一つに「理念の唱和」を入れて下さい。多くのクライアントで実施しているのは、朝礼における司会担当(日替わりや週替わりなど、定期的に司会は変わります)が理念を言った後、院長はじめスタッフが続いて唱和するという流れです。

自分の言葉を最もよく聞いている耳は自分の耳です。巨大なバケツに小さなスポイトで水を

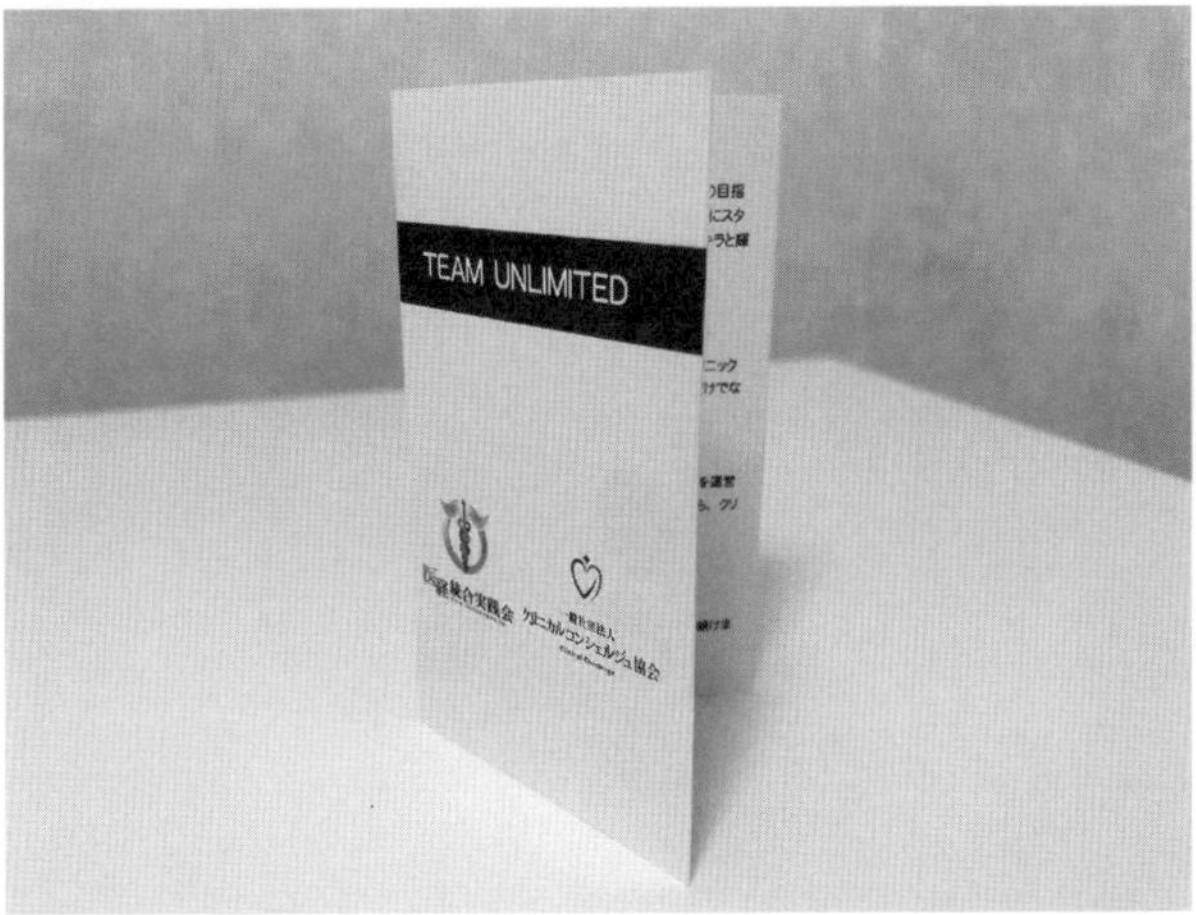

入れる作業のようですが、毎日毎日理念を唱和することで、次第に自身の中に浸透していくのです。

●カードタイプにする

リッツカールトンホテルで働くスタッフが「クレドカード」を持ち歩いていることから、クリニックでも理念やクレドをカードタイプにしたものを持ち歩いたり、名札の裏に入れるところが増えてきました。

ちなみに2018年2月、医経統合実践会の他に、一般社団法人 クリニカルコンシェルジュ協会という法人を設立した関係で2つの法人のサービスの質を高める目的として弊社でもカードタイプのものをメンバーに渡しています。

カードを作る上で大切なのは「じゃ、これ読んでおいて」と渡しっぱなしにしないことです。それだと何の意味もありません。
もし朝礼で理念を唱和しているのでしたら、その際に活用するのが一案です。

●テストを実施する

「テスト」というと構えてしまうと思いますが、試用期間から正社員への雇用のためのテストとして、新人スタッフに理念が書けるかをテストしているクライアントもありますし、もっと手軽に出来るテストは、日々のミーティングの中で「●●さん、うちの理念って何でしたっけ？」と、スタッフに問い掛けることです。

このような問い掛けをすることで「次には答えられるように、しっかり憶えておかなければ」という意識も高まります。

言うまでもないことですが、院長の突然の問い掛けに答えられないスタッフもいるでしょうから「何で答えられないんだ！」と怒ることのないよう、くれぐれもご注意下さい。

8 習慣1 ■ 成功する院長は伝える

具体的に実践すること

- □朝礼やミーティングなどで院長の思いや考えを伝える
- □思いや考えを伝えるにあたり、院長夫人などの第三者にスタッフに伝える内容を聞いてもらいアドバイスを得る
- □医院理念を院長自身の言葉で創るために、ビジネス書を読んだり、経営者のセミナーに参加して、自らを高める
- □医院理念をスタッフに伝える
- □医院理念を朝礼で唱和する
- □医院理念が書かれたカードを作る

JCOPY 498-04880

習慣 2

成功する院長は5W1Hに敏感である

8

割合としては決して多くないのですが、クライアントの中には朝礼の際に「今日もみんなで頑張りましょう！」という意味合いを込めて、スポーツチームの試合前のように院長とスタッフ同士でハイタッチをしているところがあります。

ちなみに「患者様に感動して頂くクリニックを創る」ということをモットーにされている愛知県名古屋市ご開業　田辺眼科クリニック様では、朝礼時のハイタッチに加え、終礼時には田辺先生、スタッフ様同士で握手（ハートフルハンドと呼びます）をされています。

このような内容を、医経統合実践塾をはじめとする弊社のセミナーで学んだ院長がよくしてしまう失敗は、セミナーの翌日にいきなり「今日の朝礼からハイタッチしよう！」と始めてし

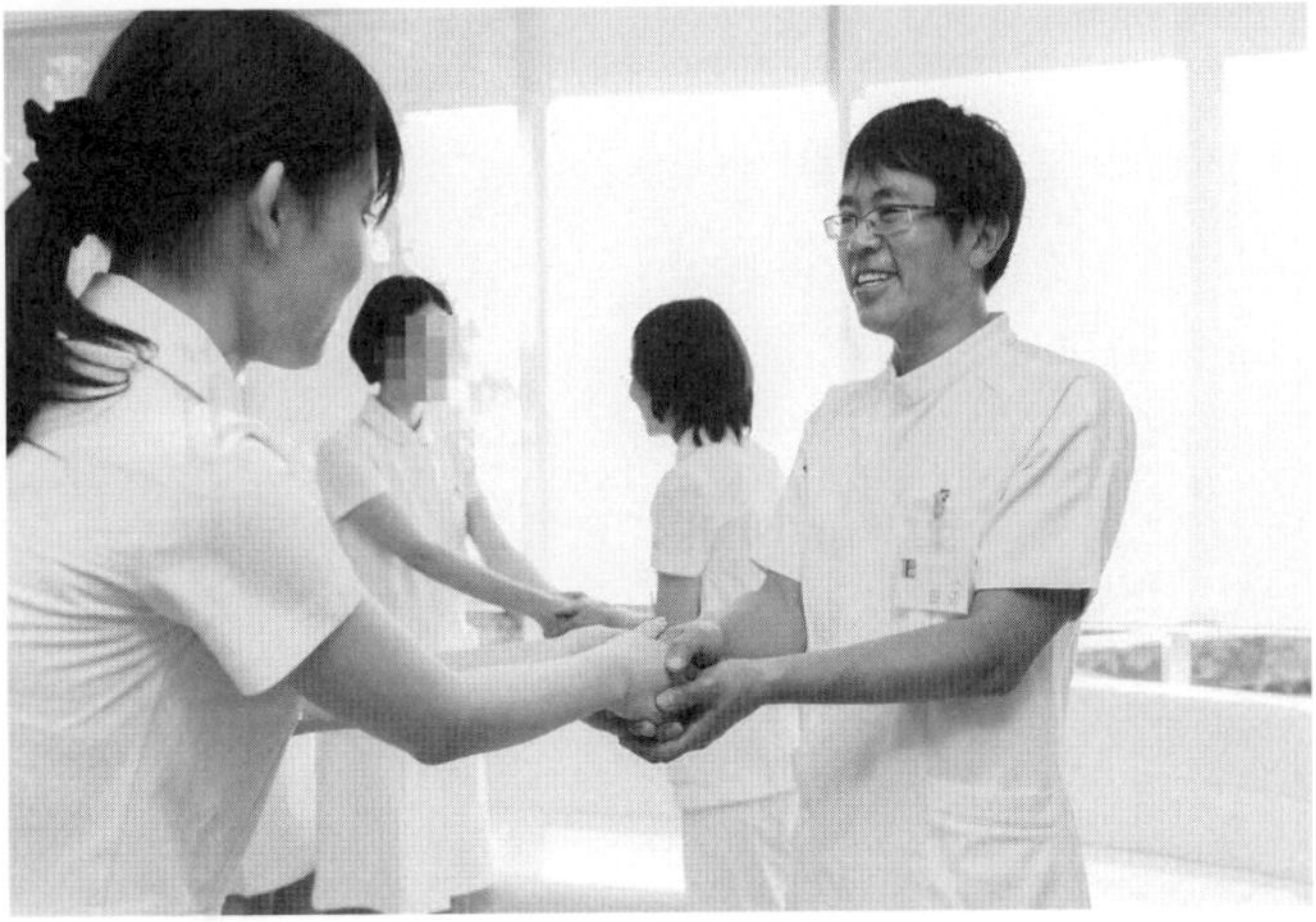

まうことです。

これは例えば、院長がかつて勤務していた病院の病院長がある日突然「うちの病院で朝礼の後に医師とスタッフ同士でハイタッチをしよう」と言い出すのと同じです。果たして先生は、この病院長の提案に「それ、良いですね！」なんて言えますか？　むしろ「どうしたんだ、うちの院長は？　何かおかしな宗教でも入ったんじゃないか？」と思うのではないでしょうか。

これも「んな、アホな」と思うかも知れませんが、こういうことが驚くくらいクリニックでは頻発しているのです。コンサルティングにおけるスタッフ面談で「先生が突然『●●やるぞ！』とテンション上がって、スタッフ同士で『先生、どうしたの？』って話題になってます」とか、もっとリアルな話で言えば、あるクリニックでは院長が「診療が終わったら、握手しよう!」と言い出し、どうしてもそれを受け入れられないスタッフが、診療が終わりに近付くと、院長と距離を取り始め、診療が終わると同時に退社する、ということもありました。

「はじめに」でも書いた通り、今後のクリニック経営環境は更に厳しくなります。「そこにクリニックがあれば、黙っていても患者や応募者が集まる時代」と真逆のことが起こります。ですから、私のクライアントでは診療以外の取り組みを他院よりも積極的に行うことで「増患増収」「良い人財の離職率の低下」「良い人財の採用」を実現しているのです。

という訳で、診療以外の取り組みを行うことは、クリニック経営で結果を出すために不可欠ですが、そもそも多くのスタッフは診療以外の取り組みに消極的です。それはそうです。「給料の金額が同じだったら、仕事量が多いのと、少ないのと、どちらが良いですか?」と聞かれれば、ほぼ全員が「仕事量が少ない方が良い」と答えます。

従業員という立場のほぼ全員がそのような意識の中で、新たな仕事を課すということは【原則1:伝える】にも通じる話ですが「何のためにそれをやるのか?」「それをやることでスタッフや患者さんにどのようなメリットがあるのか?」をしっかり伝える必要があります。診療以外の取り組みが実施、定着しないクリニックの多くが、ここが抜けているのです。

それだけではありません。診療以外の新たな取り組みを実施するには「5W1H」に落とし込むことが重要なのです。言うまでもないことですが、念の為の復習です。5W1Hとは以下を指します。

WHO・・・・誰が
WHEN・・・いつ
WHERE・・どこで
WHAT・・・なにを
WHY・・・・なぜ
HOW・・・・どのように

コンサルティングの一環として、これまで多くのミーティングに参加していますが、色々意見やアイディアは出るものの「で、結局何が決まったの?」ということが、かなりありました。それはこの5W1Hに落とし込んでいないからです。

意見やアイディアは出るものの何も決まらないミーティングは、言わばプライベートで院長同士が「景色の良いところでゴルフがしたいなぁ」「そうだねぇ」で終わる会話と同じです。

そこで会話が終われば景色が良いところでのゴルフは実現しません。それを実現させようと思ったら「じゃあ、いつ行けそう?」「それなら4日間も休日が合うから、海外でやろうか」「じゃあグアムのあそこはどうですか?」「それ良いね！　何時頃の飛行機が良いか調べてみよう」という感じで、5W1Hに落とし込む必要があります。

ただ、この会話はそもそも楽しいですから、無理に落とし込もうとしなくても、どんどん進んでいきます。一方仕事はどうでしょうか?　誰もがプライベートの趣味のような気持ちで仕事を捉えることは難しいのではないでしょうか。

特にクリニックの多くが女性職場であり、女性は「決断する」ということが得意ではありませんから、ミーティングで出たアイディアで院長が「それは良いな」と思う取り組みは「いつからやりますか?」「誰がどんな形でやりますか?」を率先して詰めていく必要があります。

そして改めてになりますが、診療以外の取り組みほど「何のためにやるのか?」を伝え続けることが大切です。

私のクライアントでこういうことがありました。このクリニックでは患者満足度の向上の一環として「初診の患者さんに『ご来院ありがとうございます』というハガキを送る」という取

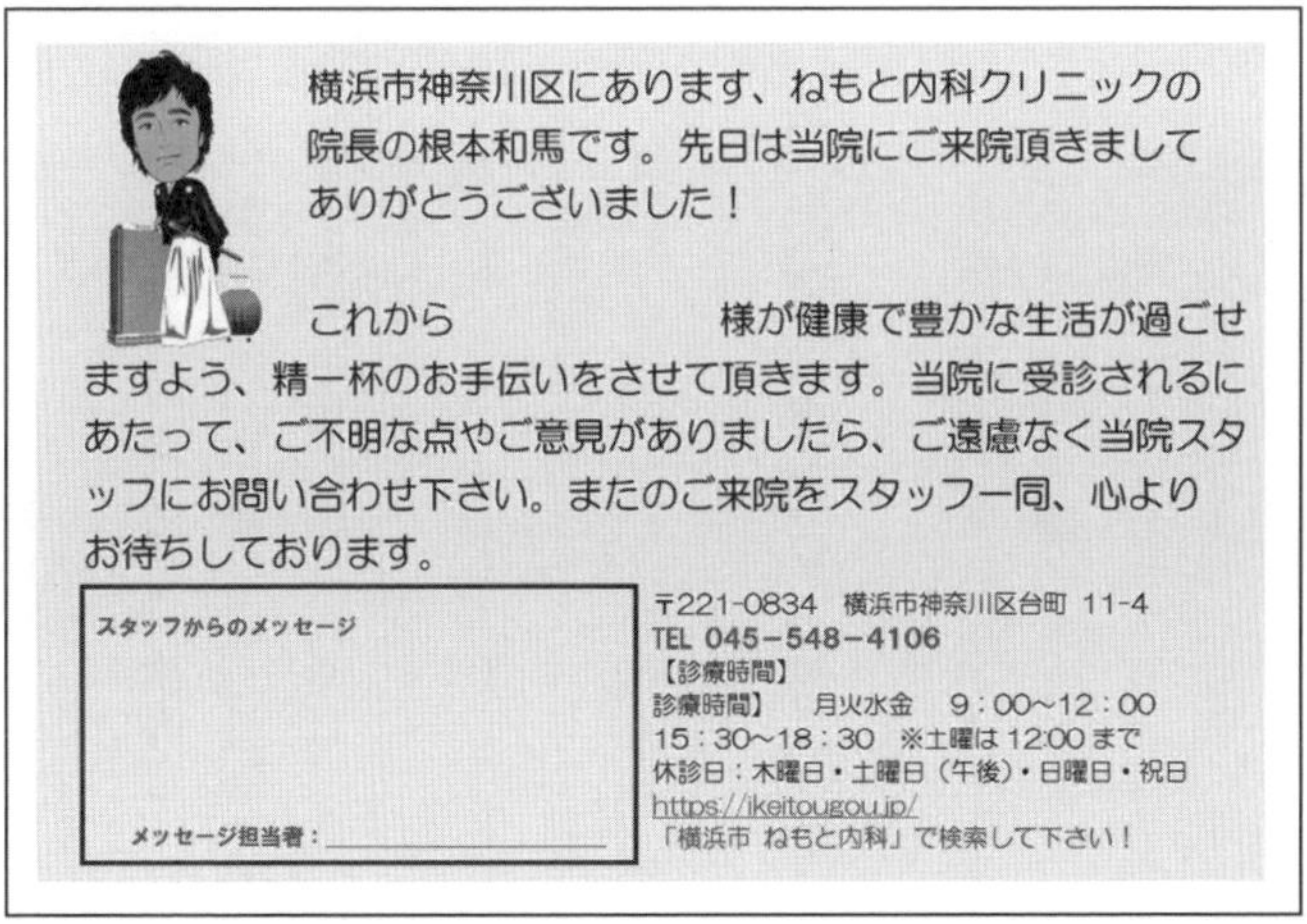
横浜市神奈川区にあります、ねもと内科クリニックの院長の根本和馬です。先日は当院にご来院頂きましてありがとうございました！

これから　　　　　　様が健康で豊かな生活が過ごせますよう、精一杯のお手伝いをさせて頂きます。当院に受診されるにあたって、ご不明な点やご意見がありましたら、ご遠慮なく当院スタッフにお問い合わせ下さい。またのご来院をスタッフ一同、心よりお待ちしております。

スタッフからのメッセージ
メッセージ担当者：

〒221-0834　横浜市神奈川区台町 11-4
TEL 045-548-4106
【診療時間】
診療時間】　月火水金　9：00～12：00
15：30～18：30　※土曜は 12:00 まで
休診日：木曜日・土曜日（午後）・日曜日・祝日
https://ikeitougou.jp/
「横浜市 ねもと内科」で検索して下さい！

り組みを実施しています。※上記はハガキのイメージです。

もちろんそれは患者満足度向上に伴う「増患増収」というのが目的でもあるのですが、このクライアントはこれらの取り組みを数多く実施することで、長年多くの患者さんが来院し、待合室に座り切れないほどの繁盛クリニックです。

かつて院長が「これからも多くの患者さんに当院に来て良かったなと思って頂くために、初診の患者さんにお礼ハガキを送ります。スタッフに手書きで書いて欲しいスペースもあるので、書くのが大変な時もあるかも知れませんが、受付スタッフひとりあたり一日に2~3枚だし、書くメッセージもちょっとした一言で良いから協力して下さい」と説明し、納得したことで始まったこの初診お礼ハガキをはじめ、患者満足度が上がるような取り組みをしたことで、当日よりも増患になったのは良いことですが、このハガキを導入してから数年の間にスタッフが入れ替わり、診療以外の取り組みについて「これは以前からやっている取り組みだ」程度の認識しかないスタッフからしてみたら、次第に「こんなに忙しいのに、何でこんな取り組みをやらなくちゃいけないのか」「この忙しい時期に一枚一枚手書きで書くのは大変だ。ただ印刷して送るだけじゃ駄目なのか？」のような疑問が生まれやすくなります。

女性職場であるクリニックではスタッフは常に流動的ですので、定期的に「この取り組みは何のためにやっているのか？」という「何のため」を繰り返し伝えることが大切です。

「突然」はスタッフのモチベーションを下げる！

病院で勤務していた頃はそこまで重視していなかったかも知れませんが、クリニックは少人数のスタッフで構成される組織ですので、スタッフひとりひとりの仕事へのモチベーションが、そのままクリニック全体の結果に直結します。「はじめに」で書いた「クリニック経営に求められている3つの結果」は、スタッフのモチベーションによって大きく左右すると言っても過言ではありません。

ここで私が強調したいのは「スタッフのモチベーションを上げましょう」ではなく「スタッフのモチベーションを下げないようにしましょう」ということです。

もちろん院長の言動でスタッフのモチベーションが上がればそれに越したことはないのですが、いくら院長が感動的なメッセージを伝えたとしても、彼氏と喧嘩中のスタッフや出勤前に子供に泣かれたスタッフのモチベーションを上げるのは難しいです。それよりも院長の言動でモチベーションを下げないことが大切なのです。

5W1Hに絡むスタッフのモチベーションを下げる院長の言動のひとつは、前述した「突然●●やります！」と細かな説明が無く、新たな取り組みを実施するということですが、あとは「ゴールデンウィーク・お盆休み・年末年始などの休みについて、いつからいつまでなのかをなかなかスタッフに言わない」ということもよくあります。

「いや、旅行に行こうと思ってるんだけど、いつからいつまで飛行機のチケットが取れるかわからないから、まだスタッフに休みの期間を明言出来なくて」と言う院長がかつていましたが、厳しいことを言うようですが、これから更に採用難になる時代の中で、こんな考え方の院長のクリニックには「人財」どころか「人材」すら応募が無いと思います。

スタッフにはスタッフの事情があります。親元を離れ、一人暮らししているスタッフも帰省のために交通の手配をしたい方がいるかも知れません。それが連休の期間が明確にならないことでモチベーションを下げるなんて勿体ないことです。

ちなみに長期休みの告知タイミングですが、年末年始の連休が終わった後にゴールデンウィークの、ゴールデンウィークが終わった後にお盆休みの、お盆休みが終わった後に年末年始の、それぞれ次の連休日をスタッフに告知するという流れで良いかと思います。

また「この書類、明日までに記入して」と、期限ギリギリになってスタッフに伝えたり、逆にスタッフから「この書類をいつまでにご記入下さい」と頼まれているにも関わらず忘れていたりなども「突然」という意味でモチベーションを下げる例のひとつです。

本書をここまで熱心に読まれている先生は、決してそんなことは無いと思いますが、このようなことでスタッフのモチベーションを下げないように、くれぐれもご注意下さい。

ちなみに私も何事も常に事前告知が出来ている訳ではありませんが、ひとつの例を紹介します。

2018年 06月27日 16:20	スラムダンクＭＴＧの件
	根本 和馬
	私のトリセツにもあるように、私はマンガを読むのが好きなのですが、 その中で特にお勧めなのが「スラムダンク」です。 今年の６月から表紙をリニューアルして９月までの４か月連続で 計２０巻の作品として復活するのを機に、うちのメンバーには必読 して頂こうと思います。 ６、７、８、９月の４か月の中で、それぞれ１時間は 時給を付けて頂いて良いので、読むのは勤務時間中か 時間外かはその時の会社の状況や、各自に任せますので、 全２０巻を全員読んでおいて下さい。 ちなみに６月に１～６巻（これは既に社内にあります）、７月に ７～１０巻が出ます。このペースで９月までに２０巻出るということです。 ６月の１～６巻も７月の７～１０巻も上旬に出ますので、 おそらく９月の上旬に２０巻まで出ると思いますので、 １０月２３日（火）と、２５日（木）か２６日（金）を使って、 実践塾ＭＴＧと共に「スラムダンクＭＴＧ」もやりたいと思います。 そこで皆さんに発表（と言うほど、仰々しいものではないです） して頂きたいのですが、 １．一番好きなキャラクターとその理由 ２．一番好きな場面とその理由 ３．うちの会社が湘北高校のようなアツいチームになるために、 何をしたら良いか、具体的なアイディアを１つ（１つだけで良いです） を聞きたいです。 「３」については、そのアイディアを採用出来るか分かりませんが、 あまり難しく考えず、お考えを聞かせて下さい。 なお、７月に発売する７～１０巻からは、Ａｍａｚｏｎなどで会社の金庫を 使って購入し、各自読み進めていって下さい。 今後入社する新人の方は、試用期間三か月間で読んで頂き、一番直近に実施するＭＴＧ で、上記を発表して頂こうと思います。これもテストの一環として捉えます。 何かご不明な点がありましたら、遠慮なくおっしゃって下さい！

バスケットボールマンガの金字塔『スラムダンク』が弊社で働く上での必須図書なのですが、２０１８年10月に「スラムダンクＭＴＧ（ミーティング）」なるものを開催し、そこでメンバーから「一番好きなキャラクターとその理由」「一番好きな場面とその理由」「弊社が湘北高校（主人公が所属する高校です）のような熱いチームになるために、具体的に何をやっていくか」を発表してもらったことがありました。

JCOPY 498-04880

結論から言うと、このミーティングは大成功でしたが「かなり前から告知していた」「なぜやるのか？　どのようにやるのか？　の詳細を伝えていた」ということが成功した要因ではないかと思います。

弊社ではメンバー同士の情報共有のためにＳＮＳサービスを利用していますが、私が事前にメンバーにスラムダンクＭＴＧのことをＳＮＳ上で告知したのが前頁の図です。

文中にもあるように、２０１８年10月に開催を考えている旨を、６月27日の時点で伝えています。これ位先の告知であれば「突然言われた」とはなりません。また「スラムダンクを読んだ感想を発表して下さい」とだけ記載したら「感想と言っても、何を言えば良いのか？」不安にさせますので、前述した具体的な３つの項目について伝えました。

新しい取り組みをやる際は、ここまで具体的に伝える必要があります。逆に言えば、信頼関係が損なわれていなければ、ここまでしっかり事前に伝えれば、問題なく実践してくれると思います。

JCOPY 498-04880

8 習慣2 ■ 成功する院長は5W1Hに敏感である

具体的に実践すること

□新しい取り組みを実施する際には「いつから」「誰が」「どのように」を明確に決める

□ゴールデンウィーク、年末年始などの休診期間は、かなり前からスタッフに伝える

□長期の休診期間だけでなく、スタッフに告知をする際は「突然」ではなく、かなり前から伝える

習慣3

成功する院長は厳しくも優しい

8

特に現代は「叱るよりも褒めて育てよう」的な風潮が強いからか、厳しいことを言えない院長が増えてきたように感じます。確かに「怒る」という行為は、即座にスタッフの心を折り、退職に繋がる行為ですから止めた方が良いです。

ちなみに「怒る」とは、その時の感情のままに怒りをぶつけることであり「叱る」は口調は厳しくも、筋道を立てて説明することという意味です。この点からもいくらスタッフがミスや失敗をしたとしても、その場で怒ることが良い結果を生まないことは想像出来ると思います。

だからと言って叱れない院長のクリニックは「集団」にはなっても「チーム」にはなれません。それどころか「集団」の組織はたった一人のネガティブスタッフの存在によって「院長の言うことにスタッフが反発するようになる」「スタッフルームで院長やクリニックの悪口や陰口が横行する」だけでなく「勝手に診療の予約をカットする」や「レジのお金が合わないことが増える」などの「これは犯罪では?」ということさえ起こります。私はこのような状態のクリニックを「無法地帯医院」と呼んでいます。

尚、無法地帯医院になってしまったら、そこから回復するには最短でも2年程度は必要です。ざっくり書きますと1年でネガティブスタッフを一掃し、残りの1年で良い人材を採用、教育するということです。もちろんここまで簡単には行きません。「1年でネガティブスタッフを一掃」と書きましたが、この時点で簡単に出来ることではありません。社労士だけでなく、時に弁護士の力も必要になる位、スタッフと揉める可能性もあります。

そもそもこのような無法地帯医院にしないために、褒める時は褒める、叱る時は叱るというメリハリが大切なのです。

クリニック経営に成功する院長は「こういう言動は良い」「こういう言動は当院で働くスタッフとして不適切である」というはっきりとした基準を持っており、悪い行動をしたスタッフに対しては「ダメなものはダメだ」と言える強さがあります。講演ではニコニコした笑顔でお話される先生のクリニックに実際にお伺いしてみると、結構厳しい口調でスタッフを叱っていたということは、意外に多くあります。

もちろん厳しいだけではスタッフはついてきませんので、優しさも必要です。ただここで言う「優しさ」とは、スタッフの顔色を伺うことではなく、何かしてもらったら「ありがとう」と言うとか、逆に何かしてしまった時には「ごめんなさい」と言えるとか、人として当たり前のことを指します。

ちなみに「厳しい」ということでよくあるのは、急な体調不良で欠勤したスタッフに対して「●●さん、体調管理もプロフェッショナルの大切な仕事のひとつなんだから気を付けて下さいね」と言ってしまうことです。

言っていることはその通りですし、言われたスタッフも「すみません」と言うしかないのですが、この言葉は厳し過ぎるかも知れません。内容はその通りなのですから「●●さん、身体の具合どうですか？　まだ無理しないで下さいね」の言葉の後に、前述した言葉が加わっていたとしたら、言われたスタッフはまた違った印象かも知れません。これも前述したコミュニケーション力のひとつのエピソードと言えます。

本書をお読みの先生もそうだと思いますが、医師は大変な努力（ご自身にその自覚があるかどうかはともかく）をして医師になっています。また医師になった後は「先生、先生」と言われることが多くなり、その中でどうしてもプライドが高くなっていきます。それに加えて開業すれば、クリニックのトップとして、より絶対的な存在になります。基本的に院長に物申す第三者はいないです。

そうなってくると「ありがとう」「ごめんなさい」など、医師がどうこうと言う以前の「他人と良好な関係を築いていくために不可欠な言葉」が次第に言えなくなっていきます。また、それはスタッフとの間に大きな溝を生みます。

「そんな簡単なことでモチベーションが上がったり、下がったりするのか！」と驚かれるかも知れませんが、それくらい女性と男性は違うものなのです。

関連する話として、先日このようなことがありました。このクライアントは診療のスピードアップの一環として、ここ半年間でインカムを装着することになりました。そんなある日、院長がインカムを通して「ありがとうございます」と言ったようですが、それがスタッフには衝撃だったらしく、診療中にも関わらず「ねぇ。今院長先生『ありがとうございます』って言っ

JCOPY 498-04880

たよね？　こんなこと今まであった？」「いや無いよね。私もビックリした！」というやり取りがあったようです。

この院長のことを言う訳でありませんが、如何に院長が普段スタッフに「ありがとう」「ごめんなさい」を言えてないかが、非常にわかるエピソードです。

褒めたり、叱る上で無くてはならない2つのものとは？

スタッフを褒めたり、叱る場合に必要不可欠なのが、本書でも度々取り上げた「医院理念」です。要するに、医院理念に合わない言動をしたスタッフは叱ることが大切です。どんな言動であってもスタッフを褒めることも無ければ、叱ることも無いでは、そもそも何のための医院理念なのかということです。

医院理念が機能するためにも「医院理念に合致した言動のスタッフを褒め、合致しない言動をしたスタッフを叱る」というブレない軸が必要です。また、このような軸が無いと、ある日のスタッフの言動に叱ったと思えば、別の日の別のスタッフの同じ言動には叱るどころか何も反応が無い、ということがあると「Aさんがこういうことをすると叱るくせに、Bさんが同じことをしても何も言われない。院長はBさんがお気に入り（またはAさんのことが特に嫌い）なんだ。スタッフの中でそのような差別をして、院長は本当に酷い！」みたいな院長への不平不満がスタッフルームで巻き起こる可能性が高いです。そのような些細なことで全体の士気が上がったり下がったりするのが、クリニックという職場なのです。

また、これは特に「叱る」という点で必要なのは「就業規則」です。

「働き方改革」の名の下に就業規則を作ったクリニックもあるかも知れませんし、本書を熱心に読まれている院長にとっては「そんなもの当然だ」と思うかも知れませんが、就業規則をしっかり作り、かつ、スタッフに共有しているところはまだまだ多くはありません。

かなり以前の話になりますが、コンサルティングの中で「先生、就業規則を作りましょう」という私の提案に対し「ルールが明確になることで、スタッフに都合が悪いことが知られるのが嫌だ」的な返答をした院長がいましたが、これも前述したように、こういう考え方をしている院長のクリニックに「人財」が集まるとはとても思えません。「人財」はおろか「人材」も応募が少ないでしょうし、ようやく応募があり採用したら「人罪（言われたことすら、まともに出来ない。言われたことに反発するなどのスタッフのことです）」だった、ということもあり得ます。

そんなことを書いている私も、実は弊社は創業から6年間、就業規則がありませんでした。本格的に作り始めたのは正社員が増えてきた創業7年頃からです。

作成するにあたって、まず社労士の方にお伝えしたのが「経営者に偏り過ぎるでもなく、メンバーに偏り過ぎるでもない、中立な内容にして頂きたい」ということです。

考え方は立場によって大きく異なります。弊社のコンサルティングは院長だけでなく、スタッフとも面談させて頂きますので、尚更それを痛感します。

例えば、あるスタッフ（仮にAさんとします）との面談で私が「最近仕事をしていて何か悩んでいることや困っていることはありませんか?」と聞いたとします。するとAさんが「診療中に院長がイライラすることが多くて、舌打ちしたり、カルテを放り投げるところを見て『こういう職場で働くの嫌だな』と悩むことがあります」と答えたとします。

この話だけを聞いたら「それは酷いですね」「それは悩みますね」という話ですが、院長に話を聞いてみると「Aさんはしっかり教えたことでも同じようなミスを繰り返して、そのミスが起こる度に診療のスピードが落ちて、それによってカルテがどんどん溜まっていくのを見ると、ついイライラしてしまって…」という答えが返ってきたとします。

如何でしょうか？ この話は必ずしも「院長の言っていることが正しくて、スタッフが間違っている」とも、その逆とも言えないのではないしょうか？

そしてこれは仕事に限ったことではなく、夫婦関係、恋人関係、友達関係など、あらゆる人間関係においても言えることです。その人の立場から考えたら、その考え方が正しいのです。自身の正義を押し付け過ぎないことが、信頼関係を構築する上では不可欠なのです。

ですから私はこのような経験を通して「私が、私が、と我を通すことで多くの人間関係は悪化する。逆に言えば、自分よりもまず相手について考えることで多くの人間関係は良好になる」という思いから、弊社の会社理念を「自分がされて嬉しいことを、相手にも出来る会社を目指す」としたのです。

ちなみに本章は「理念に反したら厳しく」と書いていますので、それに関連する内容ですが、弊社は「仲間や会社の陰口や悪口を言ったら、どれだけ争うことになろうとも、それに伴い、会社の規模が小さくなろうとも、陰口悪口スタッフには辞めてもらう」と伝えています。

細かく解説するまでもないことですが、1日の3分の1を費やす会社での時間の中で「自分は仲間に悪口を言われているかも知れない」と思うほど、辛いことは無いのではないでしょうか。「あなたももし言われていたら嫌ですよね。私は嫌です。だからあなた達もしないで下さいね」という、至極真っ当な話です。

もちろん私自身、まだまだ理念通りのことが完璧に出来ている訳ではありませんが、そうありたいと努めている最中ですし、そのような思いから、弊社の就業規則を作る際はどちらに偏ることもないように、とお願いしたのです。

さて、スタッフを叱るにあたり、就業規則に反する言動があれば、就業規則に則って淡々と指摘し、改善を促されたらよろしいかと思います。そのスタッフが自院に相応しい人物ならば改善するでしょうし、何度か同じ指摘を受けるようであれば、次第に去っていくと思います。それは良いことです。

「スタッフが退職した」という話だけを聴くと「そうですか…それはこれから大変ですね」と、ついネガティブな印象を持ってしまいますが、スタッフの退職は必ずしもマイナスばかりではありません。スタッフの退職には「良い退職」と「悪い退職」があるのです。

「悪い退職」とは、医院理念にも共感し、レベルアップのために頑張っていたスタッフが、例えば前述した「年末年始の休診日を院長に確認したら嫌な顔をされた」とか「残業代の計算方法が不明確なので確認したところ、スルーされた」とか、そのような所謂「どうしようもないこと」で、院長に不信感を募らせたことによる退職です。

一方「良い退職」とは、これも前述しましたが、院長が新しい取り組みにチャレンジしようとすると「ただでさえ忙しいのに、これ以上仕事を増やさないで欲しいんですが。スタッフみんなが大変だって言ってますが」と、あたかもスタッフ全員が言っているかのように扇動するベテランスタッフが、院長が発する「覚悟が伴う改革」についていけずに退職する場合です。

確かに「良い退職」の場合にも、目先のスタッフ数は減りますので、院長をはじめとした既存スタッフには負荷がかかりますが、マイナススタッフが悪い影響を放ちまくる状況よりは、遥かに事態は好転していきます。

本書ではあまり触れませんが、採用の仕組みを充実することで「人材」ではなく「人財」を採用出来る可能性は高くなりますし、人財の割合が増えてきたと院長が感じてきた頃合いは、いよいよマイナススタッフとの対決のタイミングであり、結局院長に合わせられないスタッフ

JCOPY 498-04880

は辞めるしかないのですから、そのようにしてスタッフが辞めるというのは、クリニックの10年後、20年後の発展を思えば「良い退職」なのです。

とても大切なことですので、本章の最後に繰り返しますが、厳しいことを言わないことがイコール優しいということではありません。それどころか、スタッフの今後を考えていない冷たい態度とも言えます。

クリニックによって様々ですが、多くのクリニックは「医師は院長ひとり」という組織です。つまり院長が事故や病気によって倒れれば、即ちクリニックが倒れるということであり、スタッフは他院で働くことを余儀なくされます。

万が一そうなった時、他院で働くようになったスタッフが、その医院の院長や先輩スタッフから「あなた、そんなこともわからない（出来ない）の？　一体、前の職場で何を学んできたんですか？」と言われないためにも、時に厳しい指摘が必要なこともあるのではないでしょうか。

8

習慣3 ■ 成功する院長は厳しくも優しい

具体的に実践すること

- □「怒る」と「叱る」の違いを理解し、叱るべき時は叱る
- □何かをしてもらったら「ありがとう」、何かをしてしまったら「ごめんなさい」と、当たり前のことを当たり前にやる
- □スタッフを褒めたり、叱ったりするために、医院理念を浸透させる
- □スタッフを褒めたり、叱ったりするために、就業規則を作る

JCOPY 498-04880

習慣4

成功する院長は育て、任せる

繰り返しになりますが、私が主宰する医経統合実践会は「スタッフをクリニック経営に巻き込む」をコンセプトにしています。スタッフをクリニック経営に巻き込むことで院長が手にすることが出来るのは「時間」です。

所謂、経営資源とは「ヒト、モノ、カネ、ジョウホウ」を指しますが、私はこの「時間」も極めて大切な経営資源だと感じています。特に時間は1日24時間しかない「有限資源」ですので、とにかく多忙を極める院長は如何に自分がやらなくてもよいことをスタッフに任せ、経営者や医師として、院長しか出来ないことに時間を投入するかということが、クリニック経営で結果を出す上で重要です。

これまで多くの院長と仕事をしていますが、結果が出にくい方ほど「それを院長がやるんですか?」ということをやっています。かなり前の話ですが、ある院長とランチをすることになり、院長の車で出掛けたのですが「途中で電気屋に寄って良いですか?」と言うので一緒に行きました。

何やら電球を吟味している院長に「ご自宅用ですか? 電球にも色々なサイズがあるんですね」と声を掛けたところ「いえ、午前の診療中にスタッフから『廊下の電気が切れてしまいましたので、新しくして下さい』と頼まれましたので、忘れないうちに買おうと思いまして」と返答があり、卒倒しかけたことがあります。

また、この話をある院長にしたところ「そんなことなら、僕もそうですよ。プリンターのインク、自分で買いに行きますから」と言われて、唖然としました。

ここまで本書をお読みの院長にお伝えすることではないと思いますが、院内で最も時間単価が高いのは院長です。院長はその単価に見合った行動をすることが重要です。

これはとても極端な例ですが、内容こそ違えど「それを院長がやらなくても」ということを院長がやっているということは、かなり多いのではないかと思います。

こうなることのデメリットは大きく2点あり、1点目は前述の通り「院長の貴重な時間が減る」ということです。そしてもうひとつは「これは院長がやるものだ」という価値観がスタッフについてしまうことです。

もしこのような価値観を持つスタッフが、うちの会社に入社し、ある日私とそのスタッフしか社内にいない時に「社長、廊下の電球が切れてしまったので、新しいのを買ってくれますか？」なんて言われたら、一瞬何を言われたのか理解出来ず、その後「これはとんでもないスタッフを雇用してしまった」と激しい後悔の念にさいなまれること間違いなしです。

前章でも書いた通り、院長は「もしこのスタッフが他院で働いた際に、そのクリニックの院長、スタッフ、患者さんから『人財』として評価してもらえるためには？　そのような育成が出来ているのか？」を考え、教育することが大切です。スタッフから頼まれた電球を院長が買いに行くことは、その真逆の行為です。

『自分でやった方が早い病』の原因は？

「今まで任せようとしたけど、頼んだ通りにやってくれないから『それなら自分がやった方が早いや』と思って、やっていくうちに現在に至ってしまった」

このような院長もいるかも知れませんが、その現状が変わらないのであれば、院長の貴重な時間が増えるということは無いという事実は変わりません。

「自分でやった方が早い病」は、院長だけでなく主任などのリーダースタッフにも一定数いるのですが、この「病」の原因は、院長やリーダースタッフの「伝達力不足」であることが多いです。

院長やリーダースタッフは仕事に対しての意識だけでなく気付きのアンテナも高いので、多くの情報を速くキャッチ出来ます。ここで問題なのはこれらの院長やリーダースタッフは自分と同じ能力を、他のスタッフも持っていると思っていることです。

だから思うのです。「なんで、こんなことも出来ない（わからない）のか?」と。

次頁の図をどこかで見かけたことがあると思いますが、これは『妻と義母』という、見方によって肩を叩かれて後ろを振り返っている女性にも、鼻が大きく顎が尖っている老婆にも見えるという有名な絵です。

これまで多くの院長やスタッフに「この絵には2通りの見え方がありますが、2通りの見え方がわからない方はいますか?」と尋ねると、一定数で手が挙がります。

前述した院長やリーダースタッフの「なんで、こんなことも出来ない(わからない)のか?」という考え方は、まるでこの絵に対して2通りの見え方が出来ていない人に対して「なんで見えないの? 普通見えるでしょ」と言っているのと同じです。「普通見えるでしょ」と言われても、見えないものは見えないのです。わからないものはわからないのです。

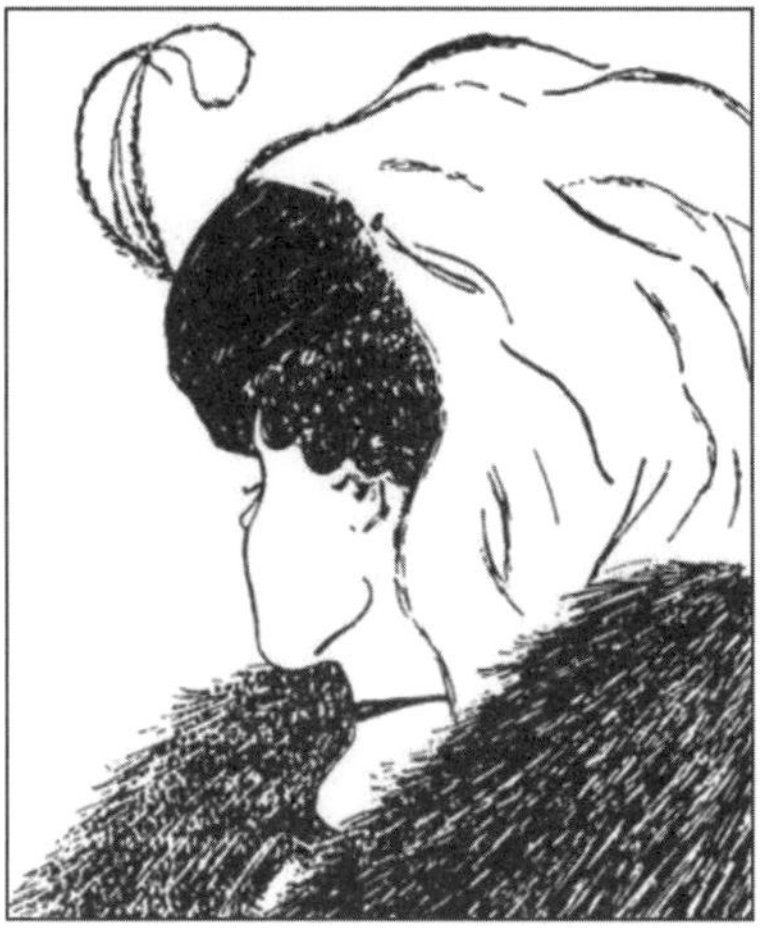

もしも、あるスタッフが「後ろを振り返っている女性はわかるんですけど、お婆さんにはどうしても見えません」と言ってきたら「後ろを振り返っている女性の輪郭、特に顎のラインが老婆の鼻の部分で、女性が身に付けているネックレスっぽい部分が老婆では口に該当するんだ

けど、どうですか？　見えませんか？」と詳細に説明を重ねることで「あっ！　わかりました！　見えました」となるのではないでしょうか。

このように「そうか、皆が同じように出来たり、わかったり、気付ける訳じゃないんだ。でも、いつまでも自分ばかりが出来る状況が変わらなければいつまで経ってもスタッフも成長出来ないし、クリニックも伸び悩むから、しっかり伝えて、育てていこう」と思えるようになると、少しずつ事態は好転していきます。

これに関連して、実はもうひとつ「病」があります。それは「自分でやらなきゃ気が済まない病」です。

更に深刻！「自分でやらなきゃ気が済まない病」とは？

この「自分でやらなきゃ気が済まない病」は「自分がやった方が早い病」よりも深刻です。前述したように、「自分がやった方が早い病」は、仕事のやり方や流れなどをしっかりスタッフに伝えれば出来るようになり、出来るようになれば任せられます。つまり院長の伝え方の問題ですので、伝え方を改善すれば良いのに対して「自分でやらなきゃ気が済まない病」は「性

JCOPY 498-04880

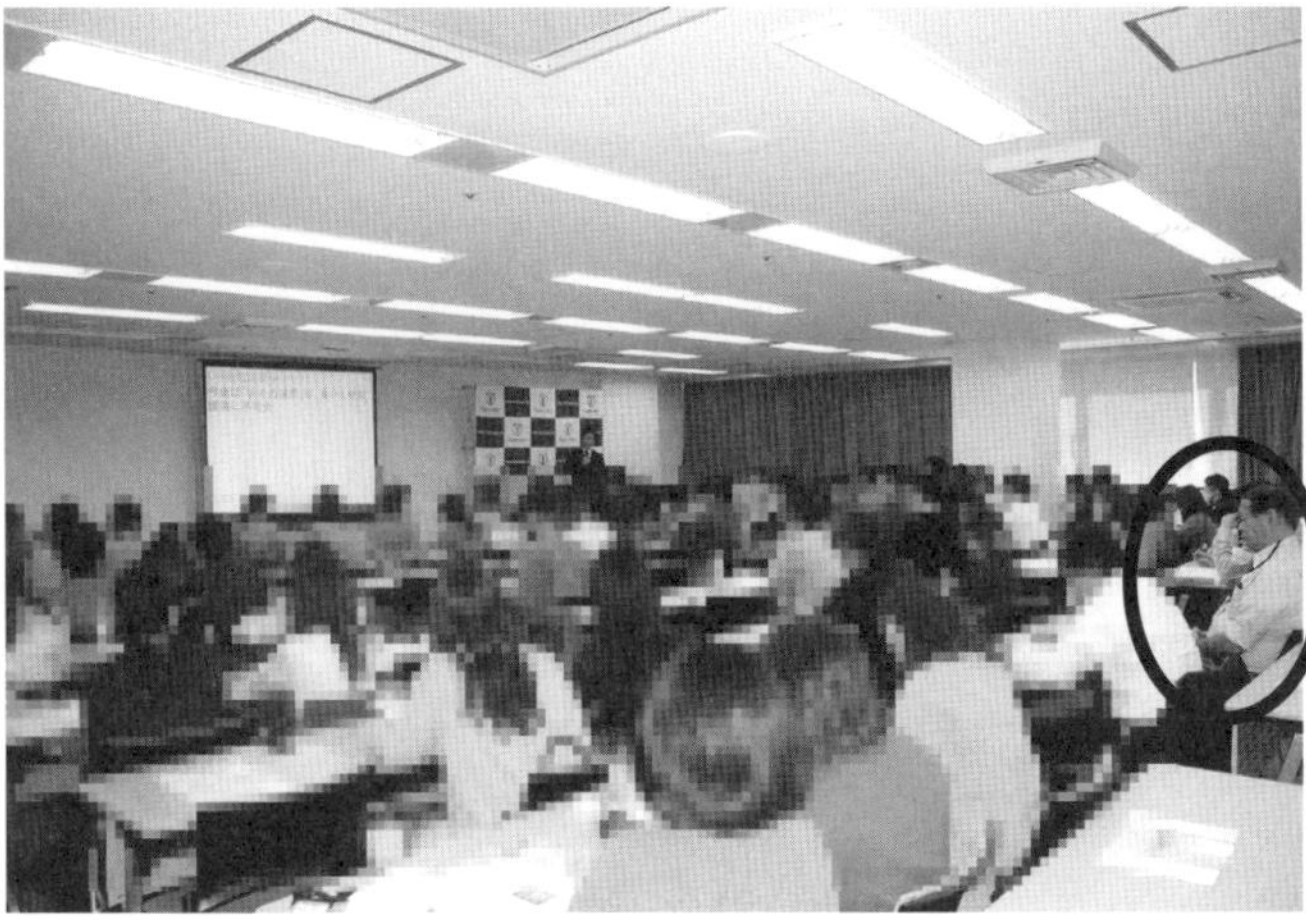

格」ですので、性格を変えるのは難しいのです。

仕事柄か「根本さん、人って変わるんですかね？」と聞かれることが多く、その質問には「殆ど変らない」と回答します。

しかし「絶対に変わらない」と言っている訳ではないのがポイントです。性格を変えるのは極めて難しいですが「何としても自分は変わる！」という強い覚悟と共に、それに必要な行動を重ねていくことで変わることが出来ます。ですから先程の「人は変わるのか？」という問いは「性格が変わるのはかなり難しい。しかし絶対に変わらない訳ではない」というのが、最も正確な表現です。

「人は変わる」ということで真っ先に思い浮かぶのが、愛知県稲沢市でご開業されている、おおこうち内科クリニックの大河内昌弘先生です。大河内先生は今でこそ、テレビ、新聞など数々のメディアに出られているだけでなく「医療界のＡｍａｚｏｎを目指す!」という大河内先生の情熱に共感された優秀なスタッフ様が集まる素晴らしいクリニックですが、前からそうだった訳ではありません。

医経統合実践会のメインセミナー『医経統合実践塾』には、院長先生だけでなくスタッフもご参加されますが、スタッフをクリニック経営に巻き込めているクリニックほど、多くのスタッフ様が参加されます。

今でこそ大河内先生は最前列の席で熱心に受講されているだけでなく、多くのスタッフ様が参加されているおおこうち内科クリニック様ですが、実は２０１４年と２０１５年は大河内先生おひとりで参加されていました。

前頁の丸で囲っているのが２０１４年の、そして次頁でスタッフ様と最高の笑顔で写られているのが２０１９年の大河内先生です。とても同じ先生とは思えない程、劇的な変化です。

「人は変われる!」ということを強く伝えたいがために長くなってしまいましたが「自分で

JCOPY 498-04880

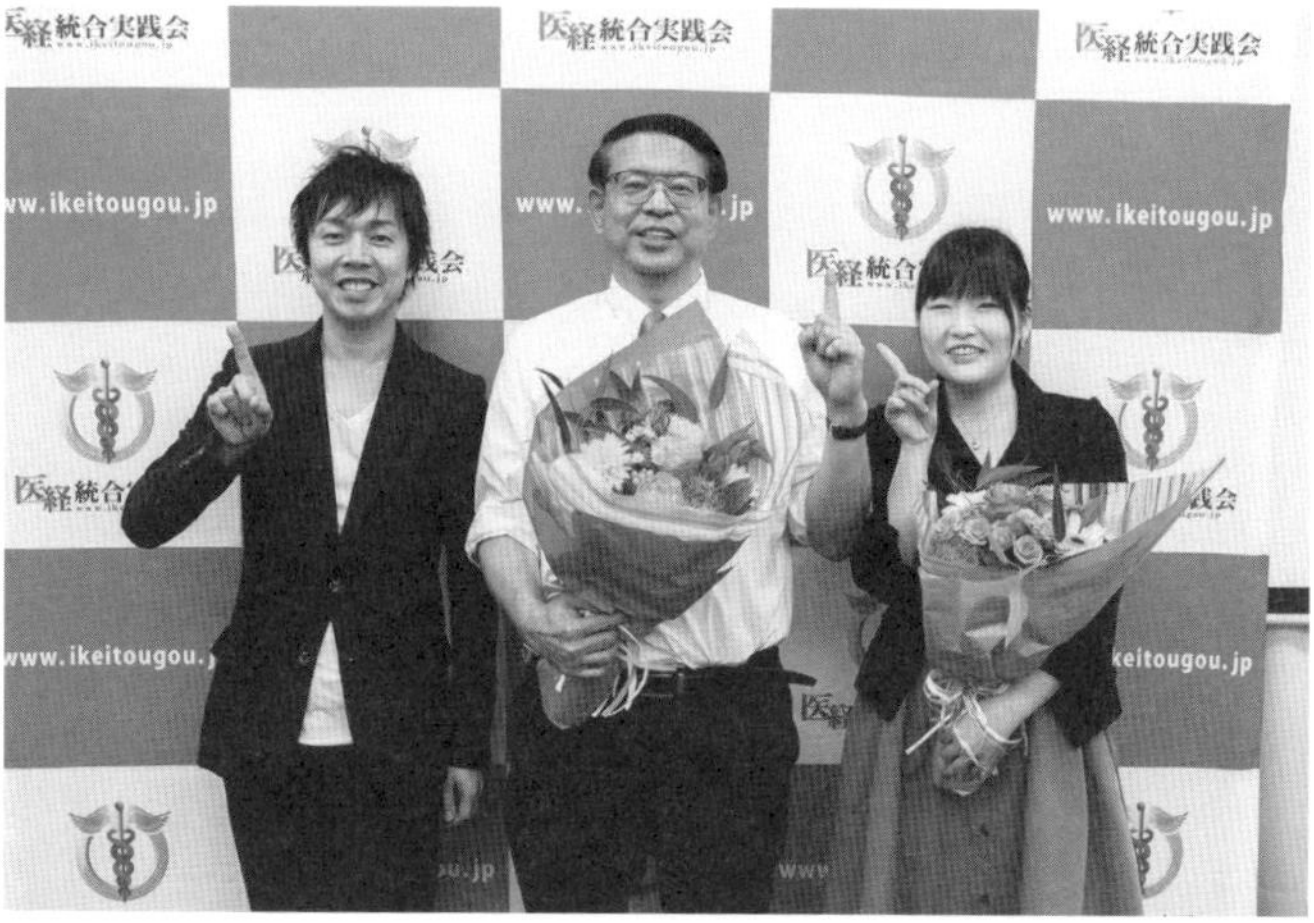

やらなきゃ気が済まない病」の性格は「このままの自分じゃダメだ！　何としても変わりたい！」という強い思いによって変わることが出来ます。

ちなみに大河内先生がスタッフ様と信頼関係を作られる上で実践された印象深いエピソードがあります。

何かの打ち上げだったのでしょうか、予めスタッフ様数名とカラオケに行くことがわかっていた大河内先生は、スタッフ様おひとりおひとりの好きな曲をヒヤリングし、それをｉＴｕｎｅｓにインストールし、夜中12時から2時間を1週間、カラオケボックスでおひとりで行って練習されたそうです。

大河内先生に限らず、男性が1週間毎日、しかも夜12時からひとりでカラオケに来ていれば、相当怪しまれます。おそらくこのお店では「あの人、また来たね」と噂が絶えなかったと思います。

しかし、大河内先生には、そんなことはどうでも良いのです。おそらく大河内先生には「少しでもスタッフに喜んで欲しい」「スタッフにサプライズを提供したい」という思いしか無かったと思います。

極端に言えば「夜中の2時間、カラオケの練習をすることを1週間続ける」ということが、大河内先生の特許で、大河内先生だけでしか出来ないということでしたら「それは大河内先生だから出来るんですよ」という反論も理解出来ますが、もちろんこの行動は、そのような縛りは無く、やろうと思えば、やり方がわかれば、誰でも出来ることです。

そしてそれが「変わろうと覚悟を決める者」とそうでない者の違いなのです。

リーダースタッフを育てよう！

開業してしばらくは「院長＋横並びのスタッフ」という形で組織が成り立ちますが、スタッフが増えていくにつれて、院長の求心力は薄れていき、院長の思いが伝わりづらくなります。

JCOPY 498-04880

そこで必要なのがリーダースタッフです。リーダースタッフが院長の伝道師となり、スタッフに伝えていくことが大切なのです。しかし、これまで数多くのクリニックを見てきましたが、リーダースタッフが機能しているところはごくわずかです。その理由は「リーダースタッフに求めることを明確にしていないから」です。

多くのリーダースタッフは「なぜ自分がリーダーに選ばれたのか?」「当院でリーダースタッフとしてどんな言動が求められているのか?」を理解していません。無理もないことです。それは院長がリーダースタッフに伝えていないからです。と言いますか、院長自身も「当院のリーダーとは、こうあるべし」のような考えを持たずに、あるスタッフをリーダーに任命することがほとんどです。

ちなみに私が考えるリーダースタッフとは、繰り返しになりますが「経営者の伝道師」です。よくセミナーでもお伝えしますが、名札をしているものの、その上にカーディガンを羽織ることで、名札が見えなくなるスタッフは実に多く存在していますが、そのようなスタッフに「●●さん、カーディガンを着るなら、名札をカーディガンにつけないと患者さんに見えなくなってしまいますよ。何のために名札をつけているのか、よく考えてみて下さい」と、院長の代わりに言うことがリーダースタッフに求められていることです。

繰り返しますが、開業医と勤務医は「男性と女性」「日本人と外国人」「地球人と宇宙人」くらい、考え方や行動が異なります。勤務医のノリで開業すると不幸な人を増やします。リーダースタッフに求めることを明確にしないまま、最も経験が長いという理由だけで「あなた、今日からリーダーね」と言うことは、スタッフを不幸にするのです。

「不幸な人って、そんな大げさな…」

と思うかも知れませんが、果たしてそうでしょうか?

開業医とはつまり経営者ですから、経営者として「ビジネス書を読む」「クリニック経営に関するセミナーに参加する」「経営に成功しているクリニックに見学に行く」などの努力は必須です。

多くのスタッフにとって、職場は1日の3分の1の時間を費やす場所です。仕事は遊びや趣味のように無条件に楽しいものではありませんが「このクリニックで働くことが出来て嬉しい」「うちのクリニックは患者さんもやることも多いから大変だけど、学べることが多い」と、ポジティブな気持ちで働いてもらうことは大切です。そのような職場で1日の3分の1を費やせてこそ、スタッフに幸福感を提供していることになるのではないでしょうか。

「なぜあなたをリーダーにするのか?」「うちのクリニックにおいて、リーダースタッフにどんなことを求めているのか?」がしっかりリーダースタッフに伝わってないと、まずこのスタッフ自身が困惑しますし、他のスタッフからも「なんでこの人がリーダーなんだろうね?」という目で少なからず見られますので、モチベーションが下がっていきます。それはとても不幸なことです。

本書をここまで熱心に読んでいる院長には、決してそんなことにならないように「なぜあなたをリーダーにするのか?」「うちのクリニックにおいて、リーダースタッフにどんなことを求めているのか?」をしっかり該当スタッフに伝え、同時に、他のスタッフには「なぜリーダースタッフを配置することにしたのか?」「リーダースタッフの言うことは、院長の言うことだと思って、しっかり聞いて欲しい」ということを伝えることが大切です。

ちなみにリーダースタッフを「マネージャー」「チーフ」「主任」「リーダー」と呼び名を変えているクリニックがほとんどですが、呼び名だけでなく、やることや言うことも、他のスタッフとは違うのですから、手当は出した方が良いです。大体、月5千円~1万円程度が妥当です。

リーダースタッフを労働組合長にしないために

特にリーダースタッフとは小まめなコミュニケーションが大切です。「リーダーに任命した理由も、リーダースタッフを配置した理由もしっかり伝えたから大丈夫だろう」と、その後、放置していると次第にリーダースタッフが「労働組合長」に変貌します。こうなるとかなり厄介です。

労働組合長と化したリーダースタッフはダークサイドの力を手に入れたダースベイダーの如く、クリニックを破壊していきます。ミーティングなどで院長の提案に「ただでさえ忙しいんですが」「それって仕事ですか？　時給発生しますか?」「私達みんな『うちで働くのは大変』って言ってます」のような言動が見て取れると、かなり組合長化が進んでいます。

若干話は逸れますが、ネガティブなスタッフほど「『みんな』こう言っています」と『みんな』ということをアピールしてきます。このような言われ方をすると「みんなってことは全員って意味か！　全員がそう言ってるのか!」と冷静さを失いがちですが、意外にそう言って

JCOPY 498-04880

いるのは、そのスタッフを中心とする、ある一部ということが往々にしてあります。今後もしネガティブな内容の中で「スタッフみんなが」という表現が出たら「みんなとは、誰と誰を指すのですか？　具体的に教えて下さい」と冷静に対応して下さい。不必要に感情を乱されずに済むことが多いです。

ちなみに本書でインタビューにご協力頂きました坂井耳鼻咽喉科の坂井邦充先生は、リーダースタッフの育成のために『リーダー塾』という名称で、坂井先生がリーダーシップに関する本の中から「この内容はリーダースタッフに学んで欲しい」という文章をご一緒に読み合わせするという取り組みをされています。

坂井先生が凄いのは『リーダー塾』を毎日開催されているという点です。もちろんそれにしっかりついてくるリーダースタッフ様も素晴らしいですが、そもそもそれは坂井先生がリーダースタッフ育成に情熱を注いでいらっしゃることを感じ取れるからです。経営者の熱量以上にスタッフの熱量がある、ということは無いのです。

尚、『リーダー塾』で坂井先生とリーダースタッフ様が活用されているのは以下の本です。ご参考下さい。

- 『リーダーの条件』永松茂久（著）
- 『はじめてリーダーになる君へ』浅井浩一（著）
- 『強いチームをつくる！ リーダーの心得』伊庭正康（著）
- 『完璧なリーダーは、もういらない』長尾彰（著）

習慣8

4 ■ 成功する院長は育て、任せる

具体的に実践すること

- □常に「これは院長である自分しか言えないことか？　出来ないことか？」を考え、院長でなくても言えること、出来ることはスタッフに任せる
- □スタッフが5人以上在籍している場合にはリーダースタッフを選任する
- □リーダースタッフに求めることを具体的に決める

習慣5

8 成功する院長は感謝する

医経統合コンサルティングの中では「●●さん（スタッフ名）から見て、最近のクリニックの様子はどうか？」「仕事をしていて、何か悩んでいることや困っていることは無いか？」「●●さんから見て、今のクリニックの改善点や問題点はどこか？」などをスタッフに聴く「個人面談」を実施しています。

その面談の中で「私はここで働いてもう5年になりますが、先生に一度もありがとうを言われたことがありません」というスタッフは、院長の想像以上に多いです。

「そんな馬鹿な。俺は言ってるぞ」と思うかも知れません。しかし厳しい言い方になってしまいますが、私はプロの世界は相手の評価が全てだと思います。もちろんこれはスタッフにも

JCOPY 498-04880

言えます。個人面談の中で「私なりに頑張ってます」「私なりにはやってるんですけどね」と答えたスタッフに「●●さんは医療機関で働くプロフェッショナルです。私達プロフェッショナルの世界では〝私なりに頑張っている〟という表現は通用しないんですよ」と、諭してきたことが何度もあります。

そもそも本書を買うだけでなく、ここまで熱心に読んで下さっている先生には、ぜひスタッフから見て「先生は私達にありがとうをたくさん伝えてくれる」と思ってもらえるような振る舞いを期待します。

▼とにかく「ありがとう」を言うしかない！◀

「どうしたらありがとうが言えるようになるのか？」については、これはもう「とにかく言って下さい」としか言いようがありません。ありがとうが口癖になる位、何度もありがとうを言い続けるしかないです。

身も蓋もない話をすれば「元々ありがとうを言える人は言えるし、言えない人は言えない」ということになりますが、だからと言って「俺は元々そういうのを言うのが苦手なんだから仕方ない」で開き直ってしまったら、それは経営者としての覚悟が足りません。

病院で働く医師と、クリニックを開業した医師では、同じ医師でも住む世界が全く違います。経営者と従業員は男性と女性、日本人と外国人、地球人と宇宙人くらい違うのです。「俺は元々そういうのを言うのが苦手なんだから仕方ない」という院長は、まだまだ勤務医マインドから抜け切れていません。

クライアントのスタッフにも「プライベートで嫌なことや辛いことがあっても、当院の白衣を着て、診療室というステージに立ったらプロとして本番の時間です。プロに徹しましょう」ということをよく伝えますが、これは院長にも同じことが言えます。「性格的に言えない」「元々言うのは得意じゃない」、これらは全て言い訳です。ぜひ覚悟を決めて、スタッフに「ありがとう」の一言を伝えてみて下さい。

クライアントの院長の中には「果たして自分が1日で何回ありがとうを言っているのか？」を調査すべく、カウンターをＡｍａｚｏｎで購入し、ありがとうを言っている回数を調べたという方もいます。全ての先生がこの取り組みが出来るとは思えませんが、これくらいの覚悟で臨めば少しずつでも言えるようになります。

JCOPY 498-04880

「ありがとう」を言う基準を明確に伝える!

ここまで読まれて、ひっくり返るかも知れませんが、実は私もありがとうを言うのが得意ではありません。私の場合は「思っていても言えない」ではなく「業種や雇用形態に関わらず、お金を頂く立場の者は皆プロフェッショナルなのだから、これくらいして当たり前だ」と、自分にも他人にも思っているからです。

これが「俺はスタッフや患者さんから感謝して欲しいけど、俺がスタッフに感謝するのは難しいよ」という院長の場合には、最早笑うしかありませんが、意外に私のように考えている院長は多いのではないでしょうか。

そもそも医師は誰でもなれる訳ではありません。むしろ医師を目指しても、なれない人の方が多いのです。先生に他人と競争した意識は無いかも知れませんが、先生が医師になれた一方で、なれなかった人は多くいるのですから、院長は厳しい競争を勝ち抜き続けてきた、と言えます。

それが自然になることで「これくらいは誰でも出来るだろう」と、何事も基準全体が高くなり、結果、なかなか人に感謝出来ないのです。前述したように、このような先生の場合には、私はとても共感します。

実は私も社内でそうしているのですが、このような「自分にも他人にも厳しいタイプの院長」にお勧めなのが「どのようなことがあったら感謝を伝えるのかを具体的に伝える」ことです。

「スタッフの皆さんも気付いているかと思いますが、特に仕事においては、私は自分にも他人にも厳しいです。この性格を不便に思うこともありますが、だからこそ、厳しい業界の中で多くの患者様に選んで頂いているという事実もあります。

そんな私が心から感謝する時、それは〝私の期待を超える出来事があった時〟です。ではどのようにして私の期待を超えるかというと、私から指示があったら行動するのではなく、指示がある前から行動するのです。

思えばこれは皆さんも同じではないでしょうか。どこかに食事に行った際、喉が渇いたな。お水のおかわりが欲しいと思ったとします。お水下さいと店員に声を掛け、対応してくれた際に感動の気持ちが生まれますか？　礼儀として〝ありがとうございます〟と言うことはあっても、心から〝おー！　ありがとう！〟とはならないですよね。むしろ声を掛けたにも関わらず

JCOPY 498-04880

対応が無かったら〝お願いしてるのに対応してくれないって、どういうこと？〟と不満に思うのではないでしょうか。

こう考えると、店員さんに心からありがとうの気持ちが芽生える時は、こちらから頼まなくても対応してくれた時ですよね。

これは私でも同じです。事前にわかっている処置において、その処置に必要な器具や材料が予め準備されていることに感動することはありません。逆に準備がされていなかった〝これは必要なものだと予めわかっている筈なのに、何でしっかり準備してないんだ！〟と怒りや不満になります。2～3回伝えてきた事柄について、同じミスや失敗を繰り返したら『それは何度も教えているだろう！』と腹が立ちます。

一方、それらの準備はしっかりしてあり、且つ〝以前このような症状の患者さんもいらっしゃいましたから、今回もこの準備をしておきました〟という報告があると〝気が利いてるね。ありがとう〟と心から思い、それを伝えられると思います。

もちろんこれはスタッフの皆さんが私にだけそのような対応をして欲しいということではなく、私も皆さんにそのような対応が出来るように頑張りますので、心からありがとうが伝え合えるチーム創りを一緒に頑張りませんか？」

なかなか難しいかも知れませんが、このようにしっかり伝えて、それが理解出来なかったり、不満に感じるスタッフがいたとしたら、それは余程信頼関係が作られていないか、きっとこのスタッフは先生の作りたいクリニックには合わない方です。

このように「どのようなことがあったら、心からありがとうが伝えられるのかという具体的な例」を定期的に伝え続けることで、次第に浸透していきます。

「ありがとうカード」によって、感謝が拡がる仕組みを作ろう！

「みんなで感謝が飛び合うクリニックを創りましょう！」と先生がスタッフに伝えること、それは「意識に訴える」ということです。「意識」に訴えかけることも大切ですが、同じくらい大切なのは「仕組みを変える」「仕組みを整える」ということです。

ありがとうカードの運用方法については、弊社商品に『クリニックスタッフ評価制度構築完全マニュアル（以下、スタッフ評価制度）』というのがあり、そこで詳しく解説していますの

JCOPY 498-04880

で、ご興味がありましたらお買い求め下さい。上記のＱＲコードをお手持ちのスマホカメラで読み込んで頂ければ該当ページにアクセス出来ます。

※本書で詳しく「ありがとうカード」の運用方法について書いてしまいますと、これまでスタッフ評価制度をご購入頂いた先生方に失礼にあたると考え、このような対応をさせて頂きました。ご了承頂けましたら幸いです。

一方、ありがとうカードの紹介をしておきながら「詳しくは商品を買って下さい」では、不誠実かなと思いますので、ありがとうカードが院内に浸透するために大切なポイントを以下に記載します。

●院長も積極的に書く

医経統合実践会のコンセプトは「スタッフをクリニック経営に巻き込みましょう。それによって院長は院長にしか出来ないことに集中しましょう」ということですが、だからと言って院長が「楽を出来る」「丸投げ出来る」ということではありません。特に新しい取り組みは「じゃ、あとよろしく」では浸透はもちろん、実践することも難しいです。

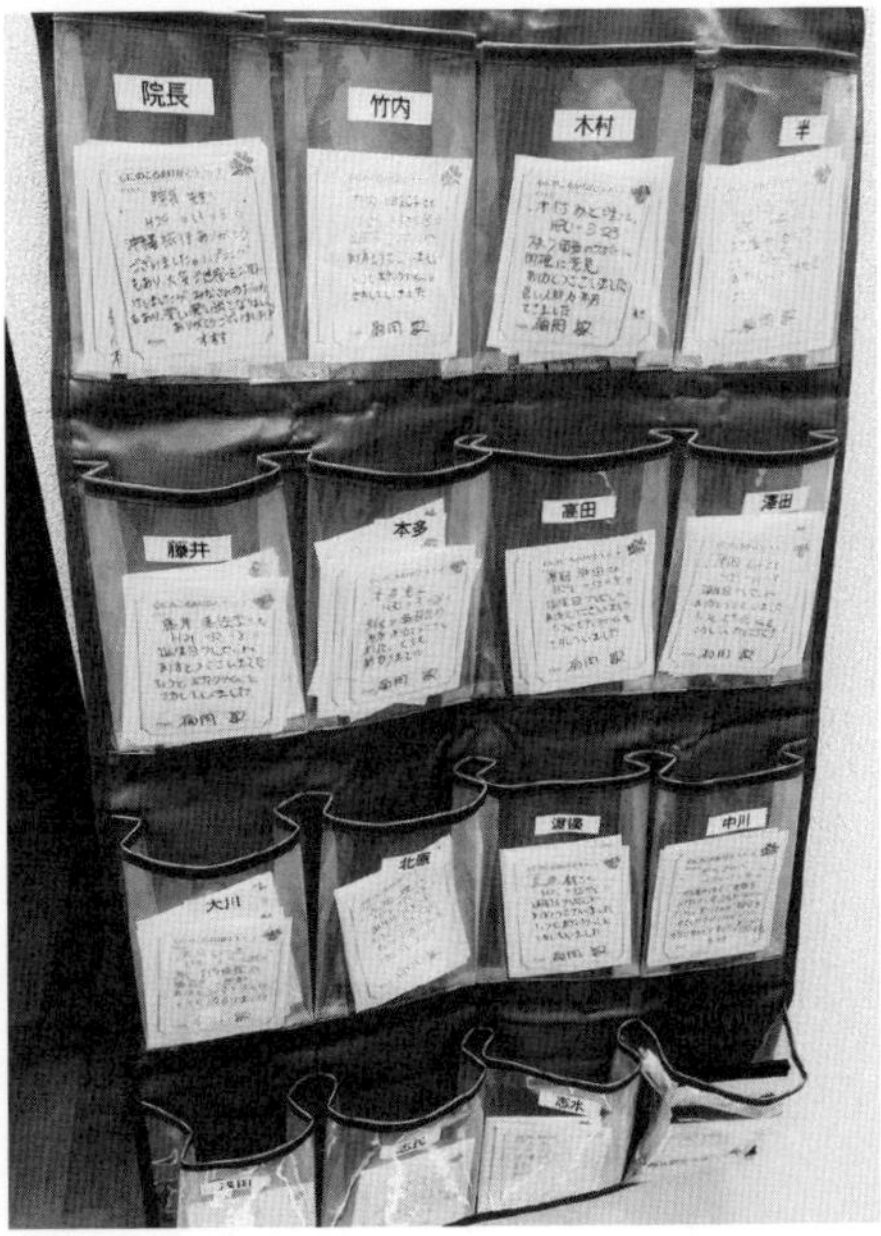

これはありがとうカードに限らず、全ての取り組みに言えますが、新しい取り組みは導入当初は院長も積極的に関わることが大切です。院長の一生懸命な姿を見て「先生は診療だけでも忙しいのに、こんなに頑張っている。だから私達も頑張らないと」という気持ちになるのです。

これは主任やチーフなどの肩書がついたリーダースタッフへの教育にも言えることですが「スタッフに伝えることの3倍量を自分自身が実践してはじめて、スタッフには1伝わる」という感覚でいることが大切です。

ありがとうカードも例外ではなく「診療だけでもお忙しい院長先生がありがとうカードを書かれているのだから、自分達も頑張って書かないと」という気持ちになるのです。

前頁は、愛知県東海市ご開業、ふくおか耳鼻咽喉科様で実施されているありがとうカードですが、全てのスタッフ様のポケットに院長である福岡敏先生が書かれたありがとうカードが入っているのがおわかり頂けると思います。

ちなみに福岡先生は、本院であるふくおか耳鼻咽喉科様で医師として診療されているだけでなく、2020年4月現在、本院以外に3軒のクリニックを展開されており、うち2軒は皮膚科です。福岡先生は耳鼻科医であるにも関わらず、です。

如何に「俺は診療だけでも忙しいんだよ」というのが言い訳であるということか、福岡先生の例からおわかり頂けますでしょうか。

●結果の基準を明確にする

「ありがとうが飛び交う環境作りのために、みんなでたくさん書きましょう」という声掛けは、一見すると、とても良いことのように感じますが、実はこの声掛けには「たくさん書きましょう」の「たくさん」とはどれ位を指しているのかが明確ではないという問題点があります。

例えば院長は「うちのスタッフは自分を入れて合計10人、1日1枚書いたとしたら、医院全体としては毎日10枚。1か月で大体22日間の診療だから、単純に考えて220枚が医院全体で集まる筈だ。これが最低基準だ」と考えていたとします。その一方で、スタッフは「1週間に1枚程度、誰かに対して書いたら良いかな」と考えていたらどうでしょうか？　1か月の枚数にかなりのギャップがあります。

そうなると院長は「これだけの人数がいて、こんな枚数しか集まらないのか！」と腹を立て、スタッフは「私達なりに頑張っているのに、何で怒られなくちゃいけないの？　だから先生の提案する取り組みは嫌なんだ」と、院長に対して不信感を持つのです。

このような悲劇を生まないためにも、医院全体で1か月に何枚以上ありがとうカードが渡し合えればOKという基準を、院長とスタッフ間で共有して下さい。

ちなみに本書でインタビューに協力して下さっている坂井耳鼻咽喉科様では「1か月に●以上ありがとうカードが集まるとスイーツをプレゼント」と、ユニークな方法を導入していらっしゃいます。坂井先生とスタッフ様の信頼関係が作られているという前提はありますが「今月は見事達成しましたので、来月スイーツをプレゼントします！」という坂井先生の言葉に、拍手と共に「やったー」というスタッフ様の声が上がると、その場にいる私も、とても温かい気持ちになります。

このように達成したことによる、ちょっとした還元を用意することで、更にありがとうカードが交わされる枚数が増えると予想出来ます。

●表彰する

表彰するのもありがとうカードが浸透する上で有効です。表彰の頻度は1か月に1回、最もオーソドックスな表彰内容は「1か月の間で最もカードを貰った人と書いた人、それぞれを表彰する」というものです。「毎月表彰するのは大変だ」と思うかも知れませんが、表彰する間隔が空く程、ありがとうカードの浸透度は弱まります。

しかし、信頼関係が作られているクリニックでしたら、集計するのはスタッフに任せることが出来ますし、院長夫人が診療業務に加わっておらず、且つ「何か私に協力出来ることがあればやります」という考えの方の場合には、集計をお願いするのも一案です。しかしその場合にも

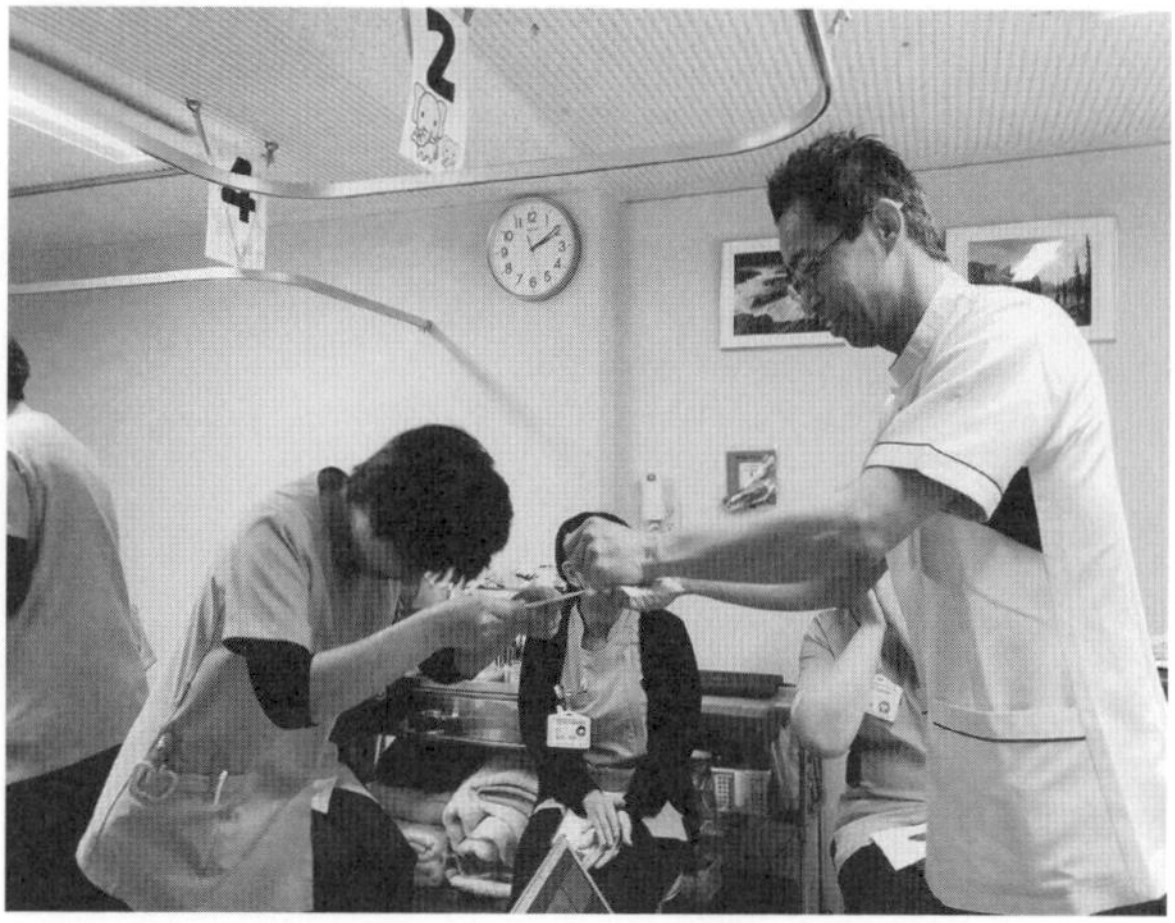

「うちのクリニックをありがとうが飛び交う環境にするために、ありがとうカードを導入することを考えている。しかも楽しくカードを書いて欲しいから、毎月一番書いた人と貰った人を表彰したいと思っているんだ。本当は僕が数えるべきなんだろうけど、診療と経営者業がどうしても忙しくて、君に数えるのをお願いしたいんだ。もちろん君も家のことがとても忙しいと思うけど、何とか協力してくれないかな？」

と、しっかり主旨を説明し、上から目線で「やってくれ」とするのではなく「協力してくれないかな」とお願いする形が望ましいです。間違っても「こんなのただ数えるだけだから出来るでしょ。君にも専従者給与を払ってるんだから、何かしてもらわないとね」などと言わないことです。カードを数えてくれないだけでなく、大ゲンカの原因になりますので、くれぐれもご注意下さい。

JCOPY 498-04880

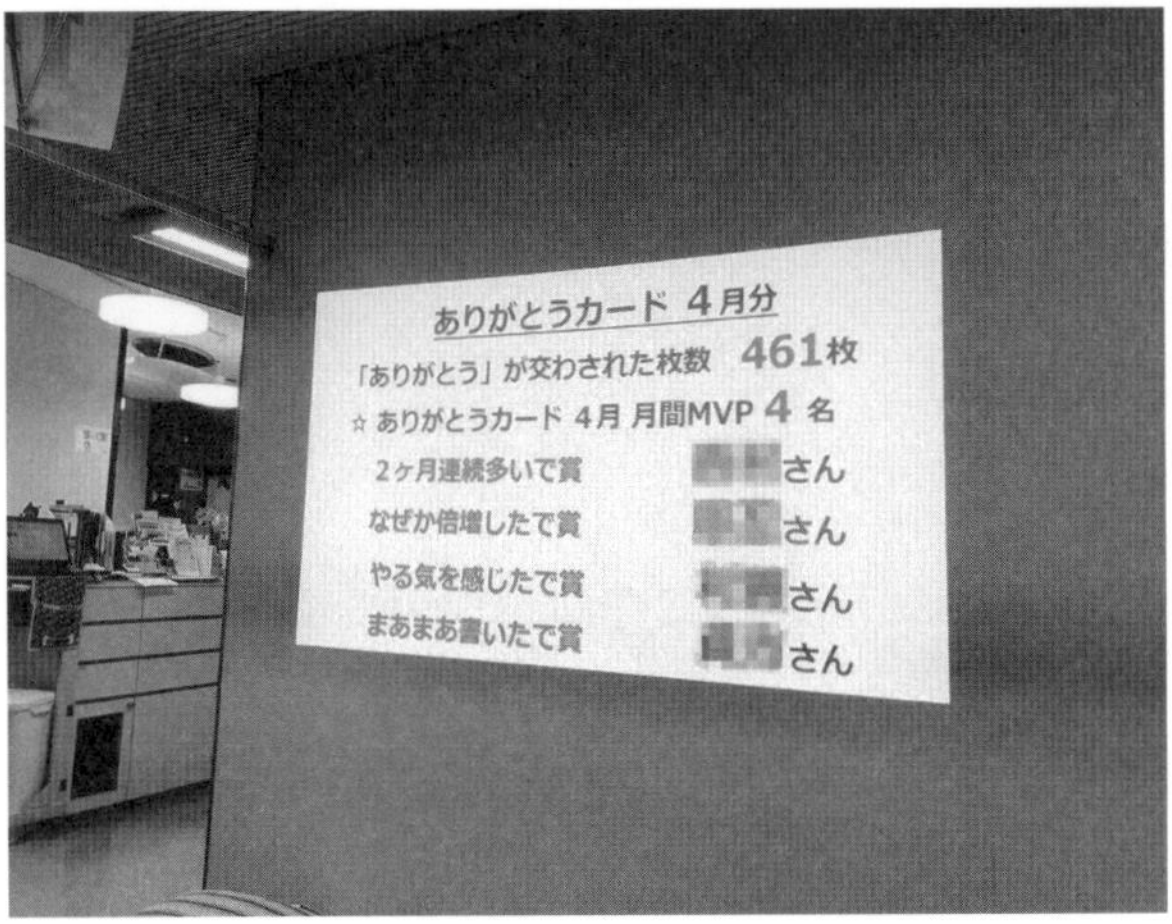

ありがとうカード 4月分
「ありがとう」が交わされた枚数 461枚
☆ ありがとうカード 4月 月間MVP 4 名
2ヶ月連続多いで賞 さん
なぜか倍増したで賞 さん
やる気を感じたで賞 さん
まあまあ書いたで賞 さん

坂井耳鼻咽喉科様では、前頁の写真のように、表彰対象のスタッフ様に坂井先生ご自身が目録をお渡ししています。

その際にはこの写真のように「●●で賞」というユニークな名称を作り、該当スタッフ様を選出しています。

このようなきめ細やかさがあるからこそ、坂井耳鼻咽喉科様ではこの写真にある通り、ありがとうカードが１か月に４６１枚も交わされるのです。

8

習慣5 ■ 成功する院長は感謝する

具体的に実践すること

□「どんなことがあったら、スタッフに感謝の気持ちを持つのか?」という院長の価値観を、スタッフにしっかり伝える
□「元々言葉にするのは得意じゃない」は、経営者には言い訳なので、スタッフが素晴らしい仕事をした際には、スタッフに伝わるように感謝する
□「ありがとうカード」を導入する
□ありがとうカード導入後、院長も積極的に書く
□医院全体の一か月のありがとうカードが交わされる基準値を設定する
□ありがとうカードを最も書いたスタッフ、最も貰ったスタッフを毎月表彰する

習慣6

成功する院長は読書家である

8

本書もいよいよ折り返し地点です。改めて本書における言葉の意味を記載します。本書で「成功する」とは「クリニック経営が成功する」ということであり「クリニック経営に成功」とは

- 増患増収が実現している（基本的に年々増収している）
- 院長の思いや医院理念に共感した人材の離職率が低い
- 院長の思いや医院理念に共感した応募者を採用出来ている

これらが実現している時を指します。

これまで三桁を超える院長と仕事をしてきて思うのは「成功する院長は読書家である」ということです。もちろんここで言う「読書」とは漫画や雑誌ではなく、本屋で「ビジネス」「自己啓発」と書かれたコーナーに平積みされている本のことを指します。

コンサルティングやセミナーでは、院長だけでなくスタッフにも読書を強く勧めます。読書によって視野が拡がったり、仕事に対してのモチベーションが上がったり、考える力が身に付くからです。

この「考える力」とは、例えば現在、自院で「募集広告を出しても応募数が少ない」「応募はあるのだが、良い人材からの応募ではない」などの採用についての課題がある状況だとして、プライベートで立ち寄ったスターバックスで、注文したドリンクを待っている間に、ふと目にした「スタッフ募集」のパンフレットやポスターに対して「スタバではこのようなメッセージでスタッフを募集しているんだ。これをうちの医院も活用出来ないかな?」という発想が湧く力のことを指します。

このような発想は、言わば「自分自身との会話」であり、この「考える力」は、ビジネス書を読んでいる時の自分との会話によって育まれます。

「自分自身との会話」は、日常の至るところでなされます。例えばスマホでゲームをしている時、プレイが上手くいかなくて失敗した際は「あー失敗した。くそっ」「何でこんな動作しちゃうかな」など、決して言葉にしないだけで、内面では様々な自分とのやり取りがあるのです。

ビジネス書を読むという行為は「著者」との会話です。例えば

「今では多くの人財に恵まれている私も、かつては苦難の時代がありました。従業員はお金のためだけに働き、何をするにしても『それって残業代出るんですかね?』『仕事とプライベートはっきり分けたいので、休みの日に勉強なんてあり得ません』などと反発されました。当時の私は今よりも更に未熟であったため、このような従業員に対して『なんて意識が低いんだ!』『こんなやつらに給料を払うのがバカバカしくて仕方ない!』と腹が立っていました。

ある日、複数の従業員が社長室までやってきて『この会社に不満があるので辞めます』と、退職願を私に突き付けてきました。誰もいない社長室、机には複数の退職願が並んでいます。肩を落としてそれらの退職願を眺めている時、ふと「今まで事ある毎に従業員を責め、腹を立ててきたが、そもそもこれらの現象は、自分自身で作り出しているのでは?」と、思いまし

た。そのように、自分自身に焦点を始めると

- 今まで従業員ひとりひとりにしっかり挨拶してなかった
- 朝礼に参加したり、参加しなかったり、自分が決めたことなのに、自分がそのルールを守っていなかった
- 社長室に籠ることが多く、従業員とコミュニケーションを取ることが少なかった
- 従業員に対して「数ある会社の中から、うちの会社で働くことを選んでくれた大切な仲間」という感謝が足らなかった

と、次々と自分の至らなさや改善点に気付きました。このように問題が起こった時に他責ではなく、自責で捉えられるようになった時、そこから物事が好転していくのです。

という内容が、読んでいる本に書いてあったとします。そもそもこの本を読んでいる時点で「この本から何かを学びたい」という目的があるのですから、必然的に「何かこの本から得ることは無いか?」と考えながら読みます。考えながら読むことでこれらの文章に触れた時「俺も朝機嫌が悪いことがあって、スタッフにちゃんと挨拶しない日があったな」「何かと院長室にいることが多く、スタッフとちゃんとコミュニケーションを取ってなかったな」と、気付き

があるのです。これこそ「自分との会話」であり「考える力」です。

スマホでゲームをしている時に「スタッフにちゃんと感謝の思いを伝えなければ」と考える院長がいたら、あまりにも高い次元で物事を考える、そもそも本書を全く必要としない方か、余程変わっている人です（笑）言うまでもありませんが、そんな院長はいないのです。

ここまでで如何にビジネス書や自己啓発書を読むことが、自身のレベルアップに繋がるかがご理解頂けたと思います。

しかしその一方で、人々の読書離れは深刻です。「大学生の半数が1か月で読書時間ゼロ」「ビジネスパーソンの30％が1日の読書時間が15分未満」などと、様々なデータがあるようです。

それらのデータにどこまで客観性があるかどうかはわかりませんが、確かに電車に乗っていると、読書をしている人はかなり少ないです。先日ある路線の電車に乗った際、私が座っている向かいの座席に座る人達が乗車中に何をしているかを調べたところ、合計12人のうち、スマホを操作している人が4名、寝ている人が4名、何もしていない（ように見える）人が2名、音楽を聴いている人が1名、読書している人が1名という結果でした。それから数回、同じような形で数えてみましたが、読書をしている人は2割にも満たないという結果でした。

これ以上深掘りすると、話が違う方向に向かいますのでこのへんにしておきますが、ここまで読書離れが深刻な中で、自院のスタッフに読書を求めるなら、まず院長が読書家であることが重要です。

読書に限ったことではありませんが、他人に心から何かを勧めたり、促すことが出来る時というのは、自分自身がその価値を心から確信している時です。私は歯科医院のコンサルティングも実施していますが、クライアントの院長、スタッフ様に「患者さんに定期検診の重要性を心から伝えられるためには、まずは皆さんが定期検診を受けることが重要です」とお伝えしているのは、そのような理由からです。例えば美容院で担当美容師から「このシャンプーは●●という成分が入っているので、白髪になりにくく、□□という成分も入っているので抜け毛予防にもなるんですよ」と説明を受けても、全く心に響きません。

一方「このシャンプー、効果があるかどうかを試すために、自分で使ってみました。すると使って2週間程度で抜け毛が減ってきたなと感じました」と言われると、抜け毛や白髪で悩んでいる人ほど「そうなのか。それなら自分も使ってみようかな」という気持ちになるのではないでしょうか。

このように「自分が人に言うことは、まず自分から実施する」という、極めて当たり前な原理原則について、すぐに行動出来る院長やスタッフはそこまで時間が掛からずに結果が出ます。

まずは本屋に行こう!

そもそもここまで本書を読んで下さっている院長は読書嫌いではありませんので、これらのアドバイスは自院のスタッフに読書習慣をつけるステップとしてお読み下さい。

読書習慣をつけるための最初のステップ、それは本屋に行くことです。今はAmazonで本を買う人も多いですが、既に1か月に1～2冊程度本を読み、好きな著者が何人かいるという方でしたら、本屋に行く時間や本を探す時間が勿体ないですので、ネット購入で良いかと思いますが、読書習慣が無い人は、まず本屋に行くことをお勧めします。

「自分が与えたものは、後に自分に返ってくる」とは、返報性の法則と言いますが、本屋に行くことを推奨しているのは「せっかく本屋に行く時間や探す時間を捻出したのだから、何か本を手にしないと」という感情になりやすいからです。ネットで簡単にアクセスしてさらっと見る程度の探し方ですと、自分に合った本を探すのを簡単に諦める気がします。

実際に本屋に行き、前述した「ビジネス」「自己啓発」のコーナーに足を踏み入れている自分を客観視するところから、既に学びが始まっています。「本屋って漫画や雑誌を買うためにちょっと寄ることはあっても、ビジネス書のコーナーって初めて来たな。よく見ると面白そうなタイトルの本もたくさんあるな」という気付きが、読書への興味関心を促進させるのです。

▼読書が習慣になるためには？▲

読書が習慣になるためには、本を身近な存在にすることが大切です。スマホがこれだけ多くの人に普及したのは、ポケットに収まるサイズだからです。ちょっと前の話になりますが、昔放送されたテレビドラマを観ていて、主人公が黒いロングコートを着流して颯爽と歩きつつも、牛乳パック1リットルサイズほどの携帯電話で話す場面があり、そのギャップに思わず笑ってしまいましたが、この頃の携帯電話は当然ながら、今ほど普及はしていません。

ちなみに、移動の際にはバッグに一冊本が入っていて、待っている時の時間を使って読書をしたり、飛行機や新幹線での移動の際に読書をしたり、院長室の机に本が置いてあったりなどが「本が身近な存在になっている」という状態です。

たった5分間、見開き1ページでも良いので、毎日読むことが大切です。とにかく毎日継続することです。

最初は「面倒だな」「嫌だな」と思っても、毎日コツコツ続けることで、むしろ「やらないことが何だか気持ち悪い」という状態に次第になっていきます。こうなると「やらなきゃ」とわざわざ思わなくても、自然と出来るようになります。

スタッフに読書の習慣がつくには？

「一人一台」と言われるほどに普及したスマートフォンによって、読書の機会は加速的に減ったと感じます。クリニックで働くスタッフでも例外ではありません。

ちなみに私の中で「読書の習慣がある」とは、少なくとも本屋で前述したコーナーに平積みされている本を三か月に一冊は読んでいるというのが、最低基準です。

本書をここまで熱心に読まれる院長からすれば「そんなの楽勝だろ。何て基準が低いんだ」とため息の一つでもつきたくなるかも知れませんが、これ以上間隔が短くなると、更に読書人口は減ります。それだけ読書離れが深刻なのです。そのような中でスタッフに読書の習慣をつけてもらうには、様々な工夫が必要です。

まず大切なのは院長がスタッフに「読書の重要性」を繰り返し伝えるということです。

「現代は読書離れが深刻ですが、私は皆さんがプロフェッショナルとして活躍し続けるために、読書が非常に重要だと考えています。ここで言う『読書』とは、マンガや雑誌ではなく、本屋で『ビジネス』『仕事術』『自己啓発』などのコーナーに売っている本を指します。

ビジネス書を読んでいくと『ここに書いてあることは、確かに自分もそう思う』『この内容は自分とは考え方が合わないな』『なるほど、このように考えたら良いのか』『ここに書いてあることを実際にやってみよう』と考えます。この『考える』ということが、先程お伝えした『プロフェッショナルとして活躍し続ける』ために重要なのです」

などと、しっかり読書の重要性を伝えることで、次第に理解出来るようになります。

既に書いていますが、医学部入学、医師国家試験合格、厳しい研修医時代という、困難なプロセスをクリアしてきた院長の多くは、いつの間にか多くの人にとって難しいことでも「こんなの簡単でしょ」と感じることが多いのではないか、というのが私の仮説です。「こんなの簡単でしょ」の他には「こんなのすぐわかるでしょ」「一回言えば理解出来るよね」なども同類です。

男性（女性の場合にも優れた経営者は男性脳であることが多いと実感しています）で、経営者で、且つ、本書をお読みの院長は医師ですのでこのようにお考えの方も多いと思いますが、クリニックで働く女性スタッフは全く違うと言っても過言ではありません。

本書で幾度となくお伝えしている通り、私が主宰する医経統合実践会のコンセプト「スタッフをクリニック経営に巻き込む」は、本来とても多忙である院長が、本当に院長にしか出来ないことに時間や労力を費やすことが出来るようになる上でとても大切ですが、このような結果を得るために不可欠なのは「先生は私達のことをとてもよくわかって下さっている」という気持ちがスタッフにあることです。

前述した「こんなの簡単でしょ」「こんなのすぐわかるでしょ」「一回言えば理解出来るよね」は、スタッフと信頼関係を構築する上で真逆の言動です。言葉にしたらお終いなのは言うまでもなく、そのような態度を醸し出すだけでも、女性スタッフは敏感に察知します。くれぐれも注意が必要です。

少し話が長くなってしまいましたが、スタッフに読書の習慣がつくには、「読書するって、簡単なことのようで、結構大変だよね」と、スタッフに寄り添いつつも、読書の重要性を伝え続けることです。

院内ライブラリーを設置しよう！

スタッフに読書の重要性を伝え「じゃあ、各自本屋さんに行ってね」と伝えても、すぐに行動に移すスタッフは多くありません。鉄は熱いうちに打つことが大切ですので、次に有効な手段が院内ライブラリーです。

院内ライブラリーとはスタッフルームやスタッフルーム付近の廊下に本棚を設置し、これまで院長が読んだ本の中で「これはスタッフにも読んで欲しい」という本を置いておくというものです。

JCOPY 498-04880

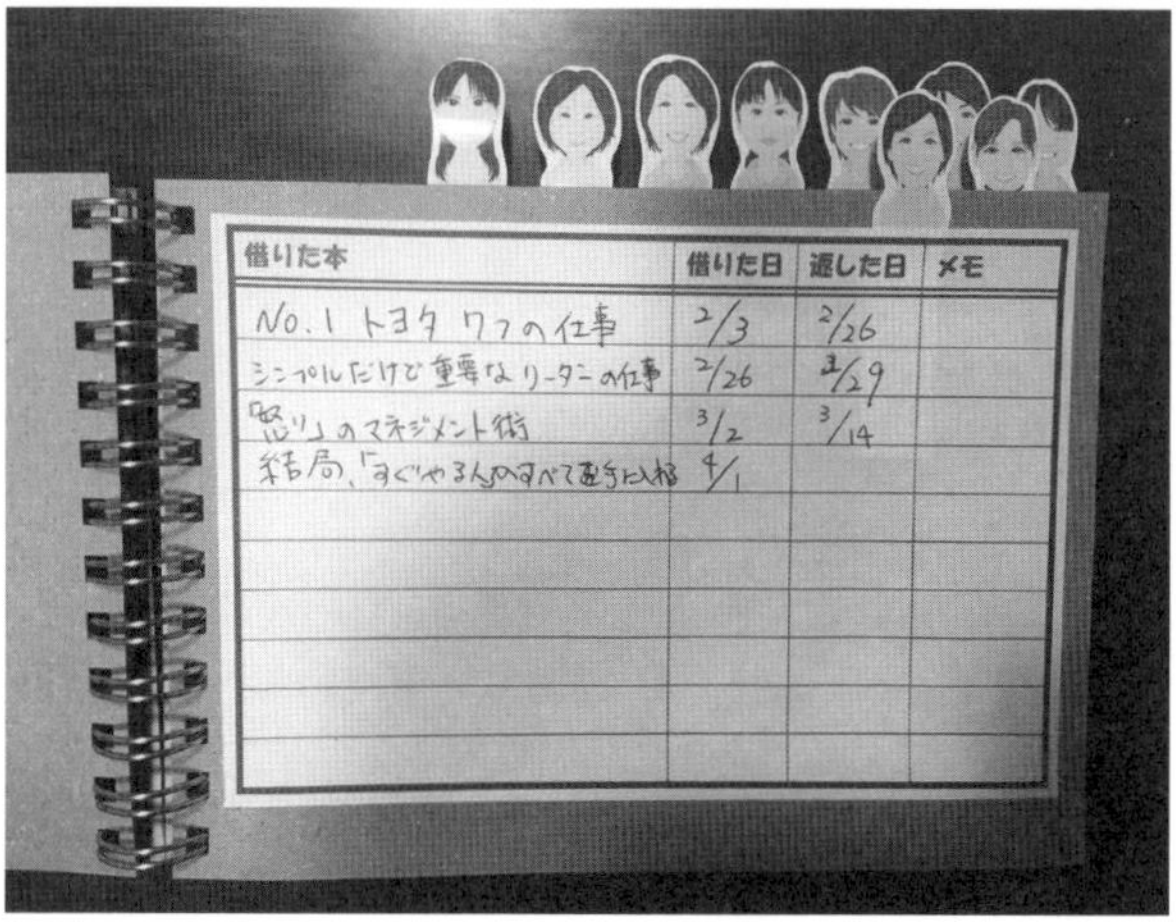

クライアントによっては「この本を院内ライブラリーに置いて欲しい」という本があったらリクエストカードに記入し、院長が購入を許可したら買うことが出来る「図書リクエスト表」を導入しているところもあります。

スタッフを表彰しよう！

院内ライブラリーを導入することに伴い、「貸し出しノート」の存在も必要です。貸し出しノートがあることで、どのスタッフがどれ位の本をライブラリーから借りたのかということがわかりますので、そこでお勧めの取り組みがライブラリーからたくさんの本を借りたスタッフを表彰するというものです。

上記は坂井耳鼻咽喉科様の貸し出しノートですが、この形式であれば、どのスタッフがどれ位の頻度でどの程度の冊数を読んだのかということが容易に把握出来ます。

そんな訳で、坂井耳鼻咽喉科様でも、ある期間に多くの本を読まれたスタッフ様を表彰しています。

確か副賞は図書カードだったと思います。たくさんの読書をしたスタッフ様に、更に読書の機会をご提供しようとする、とても秀逸な取り組みです。

坂井耳鼻咽喉科様は「第5回 ホワイト企業 大賞」を受賞された医院様です。大賞を受賞された要因は、坂井邦充先生のリーダーシップや、素晴らしいスタッフ様が長い間働かれているということももちろんですが、読書習慣がついたことによって、スタッフ様の仕事観が高まったということも、その理由のひとつであると考えています。

読書感想発表会を実施しよう！

コンサルティングにお伺いしているクライアントの殆どが、この「読書感想発表会」を実施しています。これは半年に1回、院長とスタッフそれぞれが読んだ本を1冊紹介し「なぜこの本を読んだのか？」「この本から得られた気付きや学び」「この本を読んで具体的に実践するこ

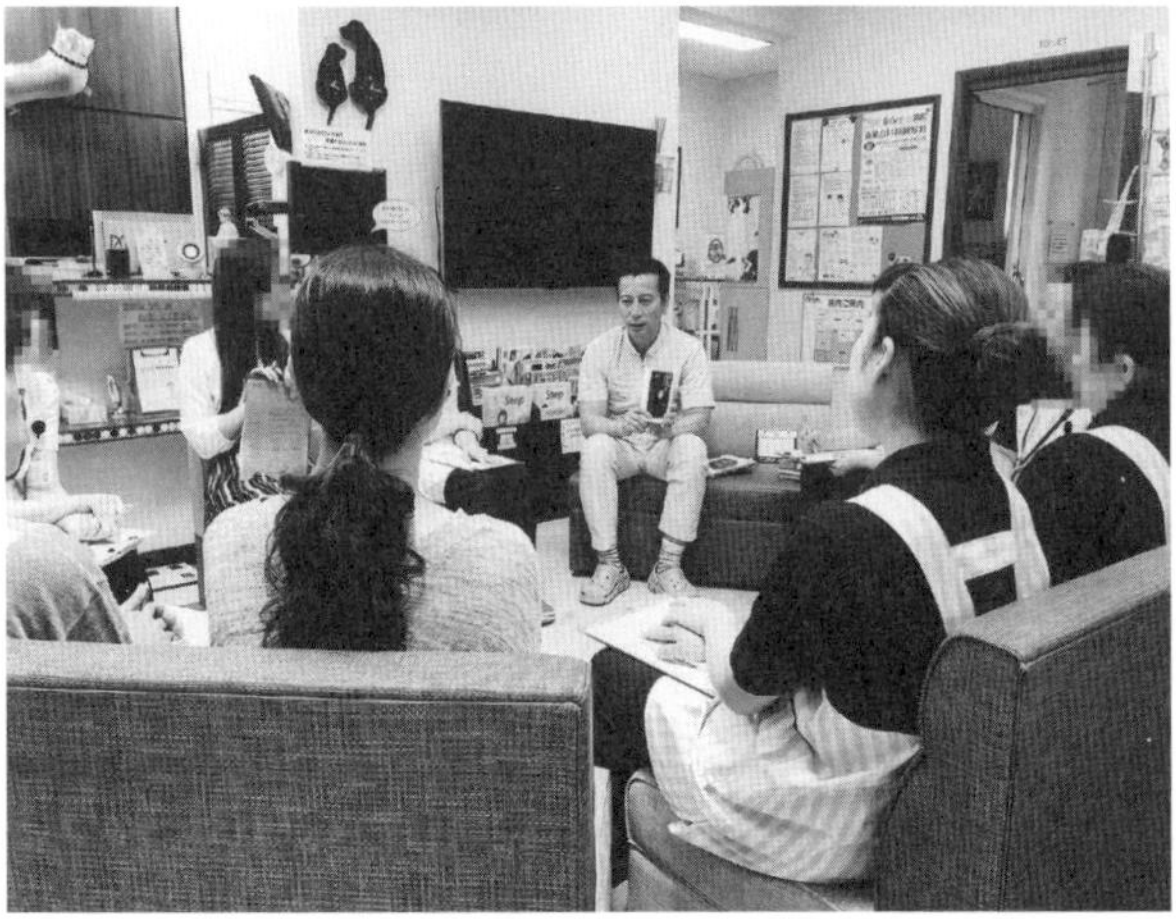

と」を発表するという取り組みです。

これまでいくつものクライアントで実施していますが、初回より2回目、2回目より3回目と、回を重ねる毎に、読む本のタイトル（稲盛和夫さんや松下幸之助さんの本を読むスタッフも出てくるくらいです)や、感想内容の質は上がっていきます。実施している多くのクライアントの院長から「うちのスタッフがこんな立派な感想を言うとは思わなかったので、とても嬉しいです」というお言葉を頂戴する程です。

やはり女性は男性よりも共感力が高いのか、あるスタッフが感想を発表した本に対して「面白そう」「次はこの本を読んでみたい」という気持ちが高まり、次回の読書感想発表でその本を取り上げ発表するということがよくあります。読書感想発表会で得たい結果は「スタッフに読書習慣がつく」ですので、この流れが出来るのはとても良いことです。

以前クライアントに「発表ではなく、感想文を出してもらうのはどうか？」とご質問を頂きましたが、感想文でも良いかと思います。感想文は「文字を書く」という形で、感想をアウトプット出来ますし、感想文という形で残りますので、その点は発表には無いメリットです。

一点注意があり「読書感想文を書いてもらいます」と伝えると、九分九厘「えっ！ 読書感想文って、小学生の夏休みに書いたような、400字詰め原稿用紙を使って書くの!?」と、そもそも「読書をしましょう」というメッセージだけでも、本が好きなスタッフ以外はネガティブに捉える内容であるのに加え「感想文」と聞くと、更にそのマイナスパワーは大きくなりますので「感想文とは言っても、原稿用紙ではなく、こちらで用意したA4サイズのフォーマットがありますので、安心して下さい」と、しっかり伝えることが大切です。

番外編：「朝食」ならぬ「朝読」？

更に凄いクライアントですと、朝礼の一項目に「朝の読書」があり、見開き1ページ程度を全員で読むという取り組みをしているところもあります。これが出来ると、かなり読書が院内

JCOPY 498-04880

に浸透していると言えます。

「朝食」ならぬ「朝読（ちょうどく）」で読む本は「一日一話 良い話」という感じの半ページや見開き1ページで内容が完結するものが望ましいです。

愛知県名古屋市ご開業 田辺眼科クリニック様、愛知県東海市ご開業 ふくおか耳鼻咽喉科様では朝読を実践されていますが、院長の田辺直樹先生、福岡敏先生に、これまで両医院様でどのような本を朝読に活用されたのか教えて頂きました。

- 置かれた場所で咲きなさい　渡辺 和子（著）
- 幸せになる生き方、働き方　塚越 寛（著）
- 人間を磨く言葉　鍵山 秀三郎（著）
- 強運を呼び込む51の法則　本田 健（著）
- 人生の目的 自分の探し方、見つけ方　本田 健（著）
- 13歳からのシンプルな生き方哲学　船井 幸雄（著）
- 「マーフィー 100の成功法則　大島 淳一（著）
- 一生ものの仕事の習慣　小山 政彦（著）

・おもてなし日和　高野登（著）
・夢実現の習慣64　原田隆史（著）

ちなみに田辺先生、福岡先生どちらも大変多読家で、かつて福岡先生のご自宅のトイレをお借りした際に、トイレにビジネス書が積まれているのを目撃して「やはりトップがここまで読書されているから、スタッフ様に読書の習慣がつくのだな」と思いました。

本書は完全に院長（経営者）向けに執筆しましたので、ぜひ以下の内容は院長からスタッフへ伝えて頂きたいですが、これまで「仕事」とされていたものが、どんどん機械化、自動化が進んでいます。

しかし「人生100年時代」であることを考えると、多くの人が仕事を60～65歳で終えられず、更に年齢を重ねても仕事をしていく必要があります。前述した機械化や自動化が進む中で、長い間社会人として必要とされるために最も大切な力は「(どうすればもっと良くなるかを）考える力」だと私は考えます。

習慣 8

6 ■ 成功する院長は読書家である

具体的に実践すること

- □院長自身が定期的にビジネス書を読む
- □スタッフに読書の重要性を伝える
- □院内ライブラリーを導入する
- □半年に1度、読書感想発表会を実施する
- □多くの本を読んだスタッフを表彰する

習慣 7

成功する院長は行動が早い

おそらく本書をここまで熱心に読まれている院長は、これまで多くのビジネス書を読んでおり、そこには共通して「考えるよりも先に、まずやってみましょう」というメッセージがあることも気付いていています。

ビジネス書の中には、聞けば誰もが知っている会社の経営者の本もあり、私もこれまで何冊もそのような本を読んできましたが「まず、やってみましょう」と書いてある本は何冊も知っていますが「やる前に、まずじっくり考えてみましょう」などと書いてある本を読んだ記憶がありません。

多くの経営者が書いている通り、成功するためには「まず考える」ではなく「まずやってみる」が重要なのだと、私も思います。物事のほとんどがやってみないとわからないことばかりです。やってみて、想像以上に上手くいくこともある一方で、上手くいかないこともあります。どちらにしても、やってみたからわかったことです。

しかし私は医師ではありませんので、これは想像ですが、おそらく勤務医として医師に求められるのは「まずやってみる」ではなく「色々な角度から疾患を検証する」という、言わば「まず考える」ということだったのではないでしょうか。

ひとりの患者に対し、様々な角度から検査、診察していく中で「どのようなアプローチがこの患者にとって最善か」ということを熟考する姿勢が、日々の勤務医としての仕事の中で培われてきたのだと思います。

「まぁどうなるかわかりませんけど、まずオペしてみましょうよ！」などという医師は、このように書いている私も「ちょっとそんな先生に、自分の身体をお任せするのは心配だな…」と思ってしまいます。

多くの人は1日8時間、つまり1日の3分の1の時間は仕事に費やしています。医師になってから10年以上、勤務医として「まず考える」ということを習慣化してきた医師が、経営者になったことで「まずやってみる」に意識を変えるのは、相当大変だろうと想像します。

中には、経営者の時には「まずやってみる」、医師の時には「まず考える」ということが、テレビのチャンネルのようにパッと切り替えられる器用な医師もいます。そのような方は経営者に向いています。

これから開業をお考えの先生へ

本書は既に開業されている医師向けに書いていますが、前述した弊社のメインセミナー「医経統合実践塾」には、今後開業するという先生もご参加されていることを考えると、もしかしたら本書をお読みの先生の中には、今は勤務医でこれから開業しようかどうか悩んでいるという方もいらっしゃるかも知れません。

この箇所はそのような先生向けに書きますが、これからの時代「特に積極的に開業したい訳じゃないけど、周りの先生も開業しているし、このまま勤務医を続けても先が無いから、自分も開業しようかな」程度の動機では、私は開業は止めた方が良いと思います。

現実的な話として、余程辺鄙な場所で開業したり、余程キャラクターが変わっている院長でなければ、ある程度の患者数は見込めると思います。所謂「自分の家族が食べるには困らない」程度の生活は出来ます。

しかし採用は確実に苦労します。それだけでなく、クリニックは基本的に女性職場ですので、結婚、妊娠、配偶者の転勤、家族の介護、自身が体調を崩すなど、常にスタッフの離職がつきまといます。要するに「開業する」とは「人で悩む、困る」ということです。

スタッフが減ったからと言って、それに比例して患者数が自動的に減るということはありませんので、スタッフの退職に伴い、補充しようとするものの、前述したように採用が更に厳しい時代になりますので、思うように採用出来ないと、必然的に残ったスタッフに負荷がかかります。そうなると、更に新たな退職を生み出すことになります。

その負の連鎖の中で、このネット時代の世の中は、患者がちょっとでも「これっておかしいんじゃない?」と感じることがあれば、すぐにネットに書き込みます。その内容は基本的には医院が削除することは出来ませんので、ずっと残ります。すると次第に患者数も影響が出てきて…という新たな悪循環が出来上がります。

多くのクリニックが1億円近くのお金を使って開業していますので、そんな悪循環によって「やっぱり止めた」と出来ないところが開業医の厳しいところです。

これは歯科クライアント様での話ですが、かつてその医院で働く勤務医から「根本さん、僕も開業した方が良いのでしょうか?」と尋ねられたことがあります。

そこで私はこのように答えました。

「今後、経営に成功する先生は、10人に相談して10人が『お前は開業しない方が良い』と言ったとしても『何言ってるんだ! 俺には必ず成し遂げたい信念があり、そのためには開業が必須なんだ! だから絶対に成功してやる!』と返答する位の強い意思があります。従って他人に『開業した方が良いのですか?』などと聞くような先生は、経営が上手くいかなくなると思いますので、止めた方が良いのではないですか?」

と。もちろんこの言葉の通りではありませんが、このようなニュアンスのことを伝えたところ「そうですよね…」と沈黙してしまいました。

2020年現在、クリニックのコンサルタントとして16年、会社を経営して9年になりますが、つくづく「やりたい仕事が向いているとは限らないのだな」と感じます。

開業医の話であれば「開業したい」という強い思いに加え「開業医（経営者）に向いている」が加わると、クリニック経営環境が更に厳しくなる現代においても、他の業種業界よりは経営が上手くいく可能性が高いです。

ここで問題なのは「開業したい」という思いがあっても「開業医に向いていない」場合です。この場合には、成功している経営者の本を読んだり、経営セミナーに参加したり、成功しているクリニックに見学に行ったりなど、積極的に学ぶだけでなく、そこで得た学びを次々と実践する姿勢が無いと、経営が苦しくなります。

経営が苦しくなることは、身体を壊したり、精神を病むことに繋がりますが、厳しい言い方をすれば、それで困るのが開業医本人だけというなら、別に良いのです。

しかし現実的には開業医だけが困るなんてことはありません。スタッフは新たに働く場所を探さなければならなくなるかも知れませんし、開業のために借りたお金が返せなくなると、多くの人に迷惑を掛けます。

ご自身で「自分は経営者に向いてないな」と思うようであれば、勤務医を続けられることをお勧めしますし、自分が経営者に向いているか、向いていないかわからないという方は、今後参加するであろう経営セミナーで出会う、クリニック経営に成功されている先生複数人に「私は経営者に向いていると思うか?」を聞いてみるのも一案です。

経営した経験が無い家族や友人に「私は経営者に向いていると思うか?」と、聞いてもわかりませんので、やはり経営の経験が数年以上あり、客観的に見て「すごく結果を出しているな」「成功しているんだろうな」と感じる方に聞いた方が良いです。

一方「今は向いてないと思うけど、絶対に開業したいんだ!」という方は、前述した「成功している経営者の本を読んだり、経営セミナーに参加したり、成功しているクリニックに見学に行ったりなど、積極的に学ぶだけでなく、そこで得た学びを次々と実践する」をやり切れるかどうかです。

これまで多くの先生とお会いしてきて感じることは「勉強するのは得意だけど、実践するのは苦手」という方が多いということです。しかし結果を出すために重要なのは実践です。いくらダイエットの本を貪るように読んだだけでは痩せないように、ゴルフが上達する本を読むだけで上達しないように、インプットだけでは結果は変わらないのです。

私は綺麗事を書くのが好きではありませんので、はっきりと書きますが、現実的に10人中8人は変われません。「三つ子の魂百まで」という言葉がある通り、人の性格なんてそんな簡単に変わりません。ここまでを読んで「そりゃそうだ。当たり前のことが書いてある」と、パッと次々と実践出来る人がいる一方で「書いてあることはわかるけど、でもひとつひとつじっくりと考えたいんだ」と、まず考えてしまう人もいます。無論、経営者に向いているのは前者です。

私は経営者として優秀とは思っていませんが、元々の性格がとてもせっかちですので「まず、やる」「すぐ、やる」ということは当然のことで、わざわざ教わることではないと思っています。

しかし「全ての人は変わらない」と言っている訳ではありません。10人中2人は、前述したおおこうち内科クリニック様の大河内昌弘先生のように、様々な学びや気付きを通して変わることが出来るのです。

経営は「まずやってみる」の繰り返し

私は大体1か月に10冊程度のビジネス書を読みますが、名だたる企業の多くの経営者が著書で「何事もまずやってみましょう」と書いています。「やってみる前に、まずはじっくりと考えましょう」と書いてある本は記憶にありません。

「そんなことは当たり前だ」と心から思える先生は、「まずやってみる」が染みついている方です。そのような先生は、そもそもこの箇所は読まれなくても良いかも知れません。

「まずやってみるということはわかっているんだけどなぁ」と思われている先生にお勧めなのが「検討する」「ちょっと考える」ということを止めるということです。

「検討する」は、私が好きでない語句のひとつですが、そもそも「検討する」と言ってから結論を出すまでに、そこまでじっくり考えているのでしょうか？ 私は検討すると言っている人の大半が、結論を先送りにしているだけに思えてならないのです。

もちろん何でもかんでもすぐに決められないこともあります。いくつかの情報を仕入れた上で検討、決断するということもあります。その場合には「いつまでに決める」と期日を明確にすることです。

繰り返しになりますが、医経統合実践会のコンセプトは「スタッフをクリニック経営に巻き込むことで、院長は院長にしか出来ないことに注力しましょう」ですので、スタッフに様々な取り組みを協力してもらうことが大切です。

仕事観が高く、職場愛があるスタッフほど、医経統合実践塾のようなスタッフも参加出来る経営セミナーや、ビジネス本を読んでいく中で、クリニック活性化に繋がる色々なアイディアを持ち、院長に提案してくるようになります。その後の院長の振る舞いによって、医経統合が加速するか否かが大きく変わります。

ここでスタッフのモチベーションを大きく下げるのが「わかった。検討しておく」と答えたものの、その後、何も対応しないことです。こんな出来事が2~3回あったにも関わらず「クリニックを良くするために色々考えて下さい」などと言う方が無理があります。

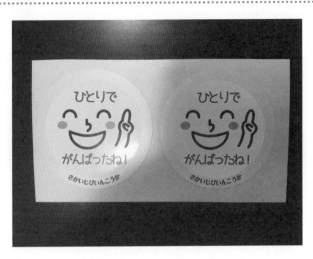

実践塾で「ひとりで診療を頑張った子供にシールをプレゼントする」という取り組みが他院でされているのを学んだスタッフが、自院の院長に「この取り組みをうちでもやりたいです」と相談したところ「わかった。じゃあどんなシールがあるのか調べて、また報告して」と依頼を受けたので、一生懸命調べ、報告したところ「わかった。考えておく」と言ったきり、その後、何の回答も無いという出来事がありました。

もちろんスタッフからの提案内容によっては、すぐに決断出来ないこともあります。その場合には「●月●日まで考えさせて下さい。その上で返事をします」と、返事までの期間を明確にし、その宣言を守るということが大事です。

とは言うものの「経営者」と書いて「決断者（けつだんしゃ）と読む」と言っても過言ではない程、日々

JCOPY 498-04880

決断の連続である立場ですから、基本的には「検討する」「考える」はNGワードとし「すぐに決める」を実施して頂きたいと思います。

「死ぬこと以外、かすり傷」という表現があります。これほど極端でなくても、私は「その決断、実行が、そもそも法律に違反していたり、閉院に追い込まれるほどリスクが高かったり、著しく他人を傷つけるということでないなら、どんどんやってみるべきだ」と考えます。

前述した「ひとりで診療を頑張った子供にシールをプレゼント」の例で言えば、シールのコストで医院経営が揺らぐということもありませんし、シールのデザインで「何でこんなシールを渡すんだ!」と親からクレームがあるわけでもありません。乱暴な言い方をするなら、そんなことなら、せっかくスタッフが提案してくれたのですから、どんどん任せて、やってもらったら良いのです。

おそらくこの取り組みをすることで、子供だけでなく、親からも「こんなことをしてくれるなんて」と感謝されます。提案したスタッフはこのような感謝の言葉を聞けるだけでモチベーションが上がり「こうやって、自分が考え、実践することで、患者さんからも喜んで頂けるんだな。次はどんなことをやろうか?」と、更に意欲的に考え、実践します。

このようなスタッフが複数いれば、院長にしか考えられないこと、出来ないことに更に時間やエネルギーを投入出来ます。ただでさえ医師の立場だけで忙しいのに、経営者業務が加わるのがクリニックの経営者です。多忙になるのはわかり切っているのです。シールのコストや柄で考えている暇など無いのです。

ちなみに119頁の写真にもある通り、この取り組みは、本書でインタビューにご協力頂いた坂井耳鼻咽喉科様でも実施されています。

JCOPY 498-04880

8 習慣7 成功する院長は行動が早い

具体的に実践すること

□「検討する」「考える」を止め、法律違反、閉院に追い込まれる、他人を著しく傷つけるという事柄以外は、すぐに決断、実行する

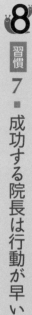

習慣 8 成功する院長は変化する

「現状維持は衰退と同じである」

これはコンサルティングやセミナーで度々伝えている言葉です。

「今は困ってない」「今忙しいから、今度で良いか」と、現状に甘んじてしまうと、院長個人もクリニック全体も変化出来なくなります。即ち衰退の始まりです。

これまで本書ではクリニック経営が成功する院長の習慣として

【習慣1】成功する院長は伝える

【習慣2】成功する院長は5W1Hに敏感である
【習慣3】成功する院長は厳しくも優しい
【習慣4】成功する院長は育て、任せる
【習慣5】成功する院長は感謝する
【習慣6】成功する院長は読書家である
【習慣7】成功する院長は行動が早い

以上7つをお伝えしてきましたが、現時点で7項目全てが高い基準で実施出来ている院長はいません。そもそも万能な人間などいないのですから、何かが得意である一方で、何かが不得意ということが自然の姿なのです。

しかしだからと言って「これが自分のありのままの姿なのだから、仕方ないじゃないか」で話が終わってはいけません。それには大きく2つの理由があります。

変化が必要な2つの理由とは？

ひとつは、これから競争が激化するクリニック経営環境において、変化しないということは衰退を意味するからです。ある著名な学者が「最も強い者が生き残るのではなく、最も賢い者が生き延びるのでもない。唯一生き残るのは、変化できる者である」と言ったという話をどこかで耳にしたことがあると思います。

この話の真偽はともかく、現状に甘んじて変化することを怠ることで衰退していくというのは、わざわざ格言のような言い回しをしなくても「そりゃそうだ」と思うのではないでしょうか。

例えばクリニックの経営コンサルタントを開始した2005年当時、クリニックのホームページを持っているところは決して多くありませんでした。しかしそれから約15年、ホームページが無いクリニックなど皆無に等しく、それどころか、クリニックの公式ＬＩＮＥやフェイスブック、またはインスタグラムを開設しているところも増えています。

何でもかんでもやれば良いという訳ではありませんが、だからと言って「うちはホームページがあれば、黙っていても患者も求職者も集まるんだ」と、変化することに消極的であれば、結果を出すのは難しいです。

JCOPY 498-04880

かねてからＬＩＮＥを始めることを提案していた院長が、数か月経っても行動しなかったので「先生、スマホをお持ちなのですから、今すぐ始めましょう」と、食事をご一緒していた際に私の目の前でアカウントを作って頂いたことがあります。今ではすっかりその先生からのご連絡はＬＩＮＥで「メールの時にはわざわざ添付するというのが面倒でしたが、ＬＩＮＥだと簡単に送れるから便利ですね」と言います。

基本的に誰もが変化に対する恐怖心や抵抗感がありますが、ちょっと勇気を出して一歩目を踏み出すことで、その後大きな結果が得られるということは往々にしてあるのです。

変化が必要なもうひとつの理由、それは「スタッフ達に変化を求めるから」です。

本書で幾度となく書いていることとして「院長はスタッフに求めることの3倍量を自身が実施して初めて、スタッフに少し伝わる」がありますが、これは変化することについても同様です。

スタッフに、より高い接遇レベルを求めるなら、院長自身も接遇について学ぶ必要があります。スタッフにインターネット関連の取り組みをもっと積極的にやって欲しいと思うなら、院長自身がＬＩＮＥやインスタなどの新しいことにチャレンジする必要があります。

スタッフにもっと読書をして欲しいと思うなら、院長自身がたくさん本を読む必要があります。

このようにスタッフに求めることを、まず院長自身がスタッフ以上に実践することで、スタッフにも次第に変化が表れるのです。

まずは小さな変化から

私自身が受講したセミナーで「1・01の法則と0・99の法則」という考え方を教わりました。その内容が良かったので、弊社のメンバーに伝えたところ、社内にこのように貼り出してくれました（次頁）。

これは「変化する」という点とは外れますが、しかし医経統合実践会のコンセプトである「スタッフをクリニック経営に巻き込む」という上で、とても大切な考え方ですので、丁度良いこの題材で書きます。

JCOPY 498-04880

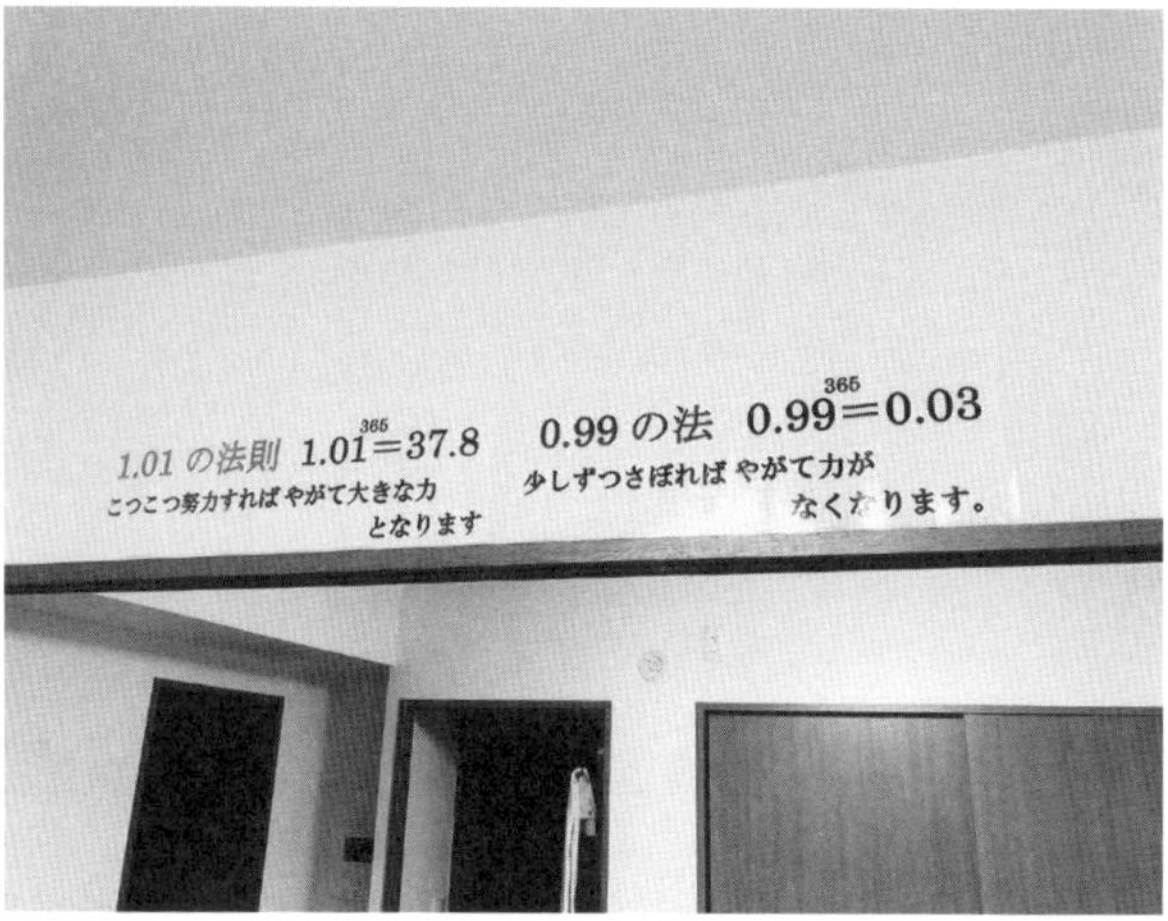
1.01の法則 $1.01^{365}=37.8$
こつこつ努力すれば やがて大きな力
となります
0.99の法 $0.99^{365}=0.03$
少しずつさぼれば やがて力が
なくなります。

この掲示物は私が伝えた「1・01の法則」を聞いたメンバーが自主的に作り、貼り出してくれたものです。よく見ると「0・99の法」とあり、本来であれば「0・99の法則」ですから、厳密に言えばこの掲示物は内容が完璧ではないということになります。しかしこれについて「●●さん、これって0・99の法則が正しいんだから直して下さい」と指摘することが正しいのかというと、私はそう思いません。理由は「私が指示したものではなく、自主的に作ってくれたものだから」と「この間違いによって、誰も困らないから」という2点です。

逆に言えば、私が何かの理由で頼んだ業務や、これがお客様に提示する資料であれば、必ず修正を指示します。

本書で「成功する院長は優しくも厳しい」と書きま

したが、今回のような例で作り直しを指示することは、私は厳し過ぎると思います。「上司」というだけでなく「経営者」という立場でもある院長にミスを指摘されることが、スタッフにどれだけ心理的負荷が掛かるかを考えれば、これを指摘することでスタッフを萎縮させ、今後の自主的な行動に繋がらなくなります。

さて話を「変化する」に戻しますが、この掲示からもわかる通り、変化というのは何も急激なものではなく、少しずつ、しかし毎日コツコツと変化することで長い目で見れば、大きな変化や成長に繋がる一方、「これが俺のスタイルだ」と言わんばかりに、現状を維持することは、次第に力を失っていき、これも同じように長い目で見れば、ほとんど力は残されていないという状態になります。

これは私の解釈ですが、現状維持を選ぶことにより、長い目で見れば力を失っていく「0・99が365日後には0・03へ」という意味は、周囲が変化や努力することでもたらされると考えています。「私がクリニック専門の経営コンサルタントを2005年に始めた際は、しっかりとしたホームページを作っているクリニックはほとんど無かった」と書きましたが、約15年後の現在はホームページがあるのは当たり前で、レスポンシブデザイン（パソコンとスマホ、両方に対応している形式のホームページデザインのこと）で、充実したコンテンツがたくさんあ

JCOPY 498-04880

るホームページも増えてきました。

それに加えて、坂井耳鼻咽喉科様をはじめ、本書で何度かご紹介した、おおこうち内科クリニック様、田辺眼科クリニック様、ふくおか耳鼻咽喉科様では、スタッフ募集の一環として「当院で働く魅力は？」というテーマで、スタッフ様おひとりおひとりが、一言ずつコメントする動画を収録しています。

このように、更に結果を出そうとするクリニックは、どんどん変化していきます。単にホームページを作っているクリニックと、患者さん視点、働く場所を探している人の視点、どちらの視点にも合ったようなホームページを作っているクリニックとでは「増患増収」「良い人財の離職率の低下」「良い人財の採用の成功」という点で大きな差が開くのは、言うまでもないことです。

ちなみに、前述した4軒のクライアント様で、スタッフひとりひとりのメッセージを動画で撮ることが出来る一番の理由は、院長が積極的に学び、貪欲に行動する姿勢をスタッフに見せていて『院長先生がこんなに頑張っているんだから、自分達も頑張らないと』と思っているからです。

あと一点、様々なクリニックを見ていて「こういうクリニックがあります。皆さんなら必ず出来ますので、一緒に頑張りませんか」と、背中を押す家庭教師的な役割であるコンサルタントの働き掛けも、この取り組みが実践される要因としてありますが、私だって、どんなクリニックのスタッフにも同じように提案出来る訳ではありません。

私から見て「この先生は、変化を好まないな。こういう先生のクリニックは、なかなか結果を出すのが難しいな」と考えているクリニックのスタッフ様に対して「応募者向けに、ひとりひとりのコメントを動画で撮りましょう」などと、とても言えません。

本書で何度も書いたことですが、クリニックは病院のような多くの人が働く組織でありませんので、スタッフひとりひとりの仕事に対する考え方や行動が、そのままクリニックの結果に直結します。

そして、スタッフに与える影響が最も大きいのが院長なのです。院長の一挙手一投足がスタッフに見られていますし、院長がスタッフに1を求める3倍量を、院長自身が実践してはじめて伝わるのです。

本書を読んだ先生が、これまで書いてきた

【習慣1】成功する院長は伝える
【習慣2】成功する院長は5W1Hに敏感である
【習慣3】成功する院長は厳しくも優しい
【習慣4】成功する院長は育て、任せる
【習慣5】成功する院長は感謝する
【習慣6】成功する院長は読書家である
【習慣7】成功する院長は行動が早い
【習慣8】成功する院長は変化する

この8つの中で、変化していくのはどの習慣についてでしょうか？
その変化が具体的な行動に繋がるほど、本書を読んだ価値があります。

INTERVIEW

ホワイト企業大賞 受賞医院 坂井耳鼻咽喉科 院長 坂井邦充先生へのインタビュー

聞き手：根本 和馬 氏
（アンリミテッド株式会社 代表取締役）

話 者：坂井 邦充 院長
（坂井耳鼻咽喉科）

根本 本書は「クリニック経営が上手くいく先生と上手くいかない先生はなにが違うのか」というテーマを扱っています。そこで、数あるクリニックの中でも経営が非常に上手くいっていらっしゃる坂井院長先生にぜひお話をお伺いしたいのですが。

坂井 はい、わかりました。

◎クリニックの成り立ちと人員構成

根本 まずは基本的なことからお教えください。坂井耳鼻咽喉科様は開業してどれぐらいにな

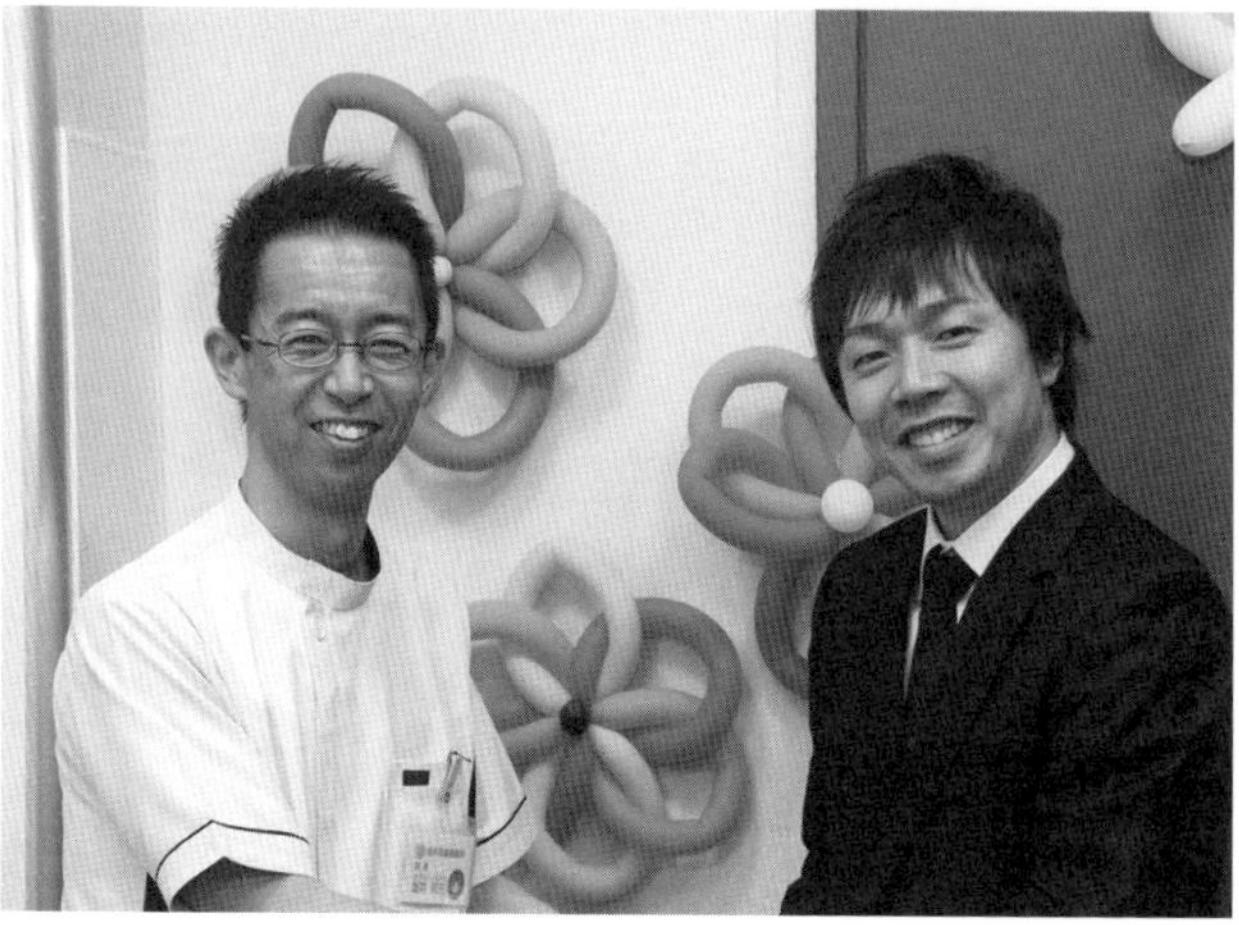

りますでしょうか。

坂井 2000年に開業しましたので、2019年11月で20周年になります。

根本 20年やってこられてみて、いかがですか。

坂井 あっという間ですね。特に、スタッフと一緒になって様々なことに取り組むようになってからは本当に時間が経つのが早いです。

根本 そもそも開業を決意された理由はどのようなものだったのでしょうか。

坂井 大した理由ではありません。新しい教授が着任されたことで医局の雰囲気が変わり、それに伴って同期で開業する者が出てきたので、それに乗り遅れないようにと私も開業することにしました。

根本 なるほど。それでは次に、現在のスタッフ構成を教えていただけますか。

坂井 医療事務7名、看護師8名です。医療事務7名のうち、常勤が5名、パートが2名です。看護師は常勤が7名、パートが1名です。

根本　常勤の割合が高いのですね。

坂井　以前は常勤とパートが半々くらいでしたが、常勤を増やして少し余裕を持たせておいたほうが、スタッフが希望する時に休みが取れるだろうと考え常勤を増やしています。

◉院長として心に残るエピソード

根本　クリニック経営で大変だったエピソードや出来事はありますか。

坂井　数々ありますが、私にとっての一番大きな出来事は、スタッフ2人が受付の中で言い争いを始めたことでした。患者さんから見える場所での出来事だったので、まずそれ自体が非常によくないことですし、またそのようなことが起きるまで2人の険悪な関係を見過ごしていた私の管理能力不足を痛感しました。

根本　それは、別のスタッフからの報告で知ることになったのですか。

坂井　はい。言い争いの現場を見たわけではなかったので、院長室で当事者たちを個別にヒアリングすると、謝罪はおろか、どちらも自分には非がないという言動しかみられませんでした。そんな話を聞いて、怒りを感じるというよりは、スタッフが患者さんのいる前で言い争いをしてしまうようなダメな組織にしてしまった自分自身のふがいなさを痛切

JCOPY 498-04880

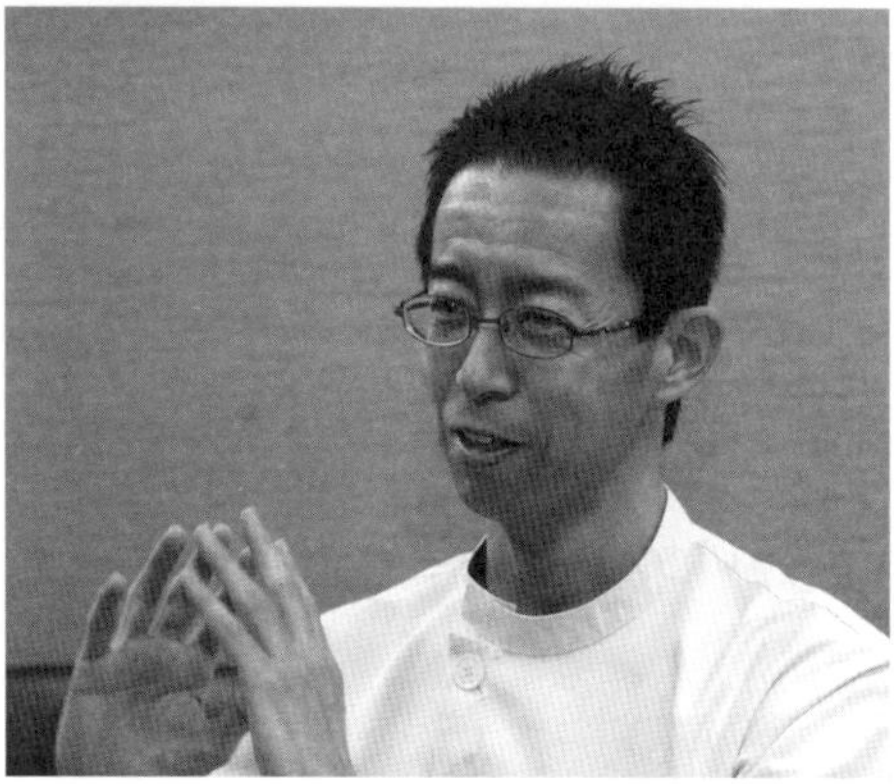

に感じました。

根本 通常、そういう報告を聞いたときに「○○さんと××さんはしょうがないな……」で済ませたり、あるいは「なにをやっているんだ!」と怒って終わり、という院長先生も多いと思います。にも関わらず、自分の管理能力が……とご自身に焦点を当てられるのはすごいと思います。

坂井 そのぐらい、自分にとってあまりに大きな出来事でしたので。これを野放しにしておけばいずれクリニックが崩壊しかねないと思い、そのときは本当に危機感を感じました。

根本 逆に、開業されてよかったエピソードについてはいかがでしょうか。

坂井 それも様々あります。たとえばスタッフと一緒に食事に行くのも楽しみのひとつですが、実はある時期まではスタッフと共にひとつのクリニックを作り上げようという意識がなく、一緒に食事行くようなこともありませんでした。その頃はトップと部下という関係性だけで、院長として孤独感を感じていたのですが、スタッフと一緒に様々な取り組みを行っているうちに、次第に彼女たちとの意思疎通も良くなり、孤独感がなくなっていきました。
　そういった経験を含め、クリニックという組織をマネジメントする楽しさを知ることが出来たのはよかったと思います。

◉経営の参考にしている書籍

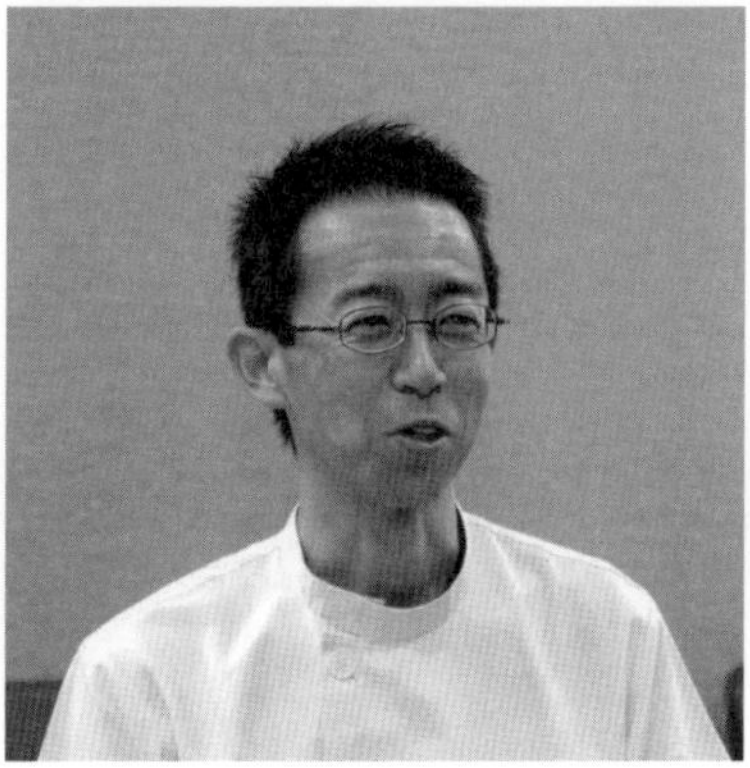

根本　先生は非常に勉強家であり、また読書家でもいらっしゃいますね。クリニックを経営されていくなかで、勉強になった本がありましたらぜひ教えていただきたいのですが。

坂井　私が経営のモデルにしている伊那食品工業株式会社の塚越寛さんが書かれている『いい会社をつくりましょう』という本です。私はこの本を参考にしながらクリニック経営にあたっています。この会社は当院がある愛知県から比較的近い長野県にあるので、何度も足を運んで現場を見学させて頂いたりしています。

根本　なるほど。本を読まれるだけではなく、さらにそこから実際にその現場を訪ねてみるという行動力は素晴らしいですね。

坂井　ありがとうございます。

◉効果的だった取り組み

根本　坂井耳鼻咽喉科さまは実に様々な取り組みをされていますが、そのなかで特に効果のあった取り組みがありましたら教えてください。

坂井　経営理念づくりです。クリニックの医院理念を作ったことは非常に大きかったですね。

　というのも、クリニックが目指すべき方向性がしっかりしていないと、自分自身に迷いが生じスタッフにもものが言えなくなってしまいます。しかし医院理念を作ったことでメッセージを発信しやすくなり、スタッフも私の考えに同調してくれて、同じように動いてくれるようになりました。これは非常によかったと思っています。

　それから、当院ではスタッフの成長をサポートするために、3、4年前から「3つのカード」の取り組みに特に力を入れています。「3つのカード」とは「ありがとうカード」「お褒めの言葉カード」「改善提案カード」の3つのことで、当院では『成長への3本の矢』と呼んでいます。

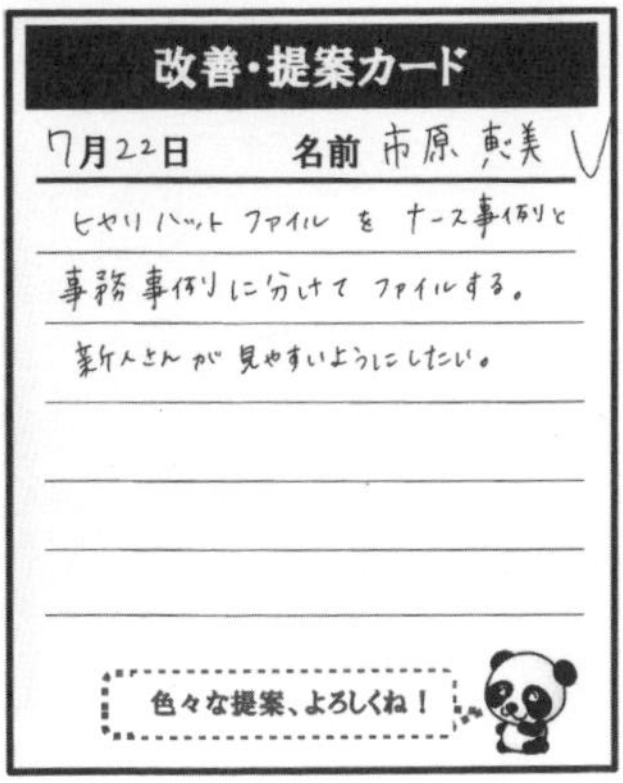
改善・提案カード
7月22日　名前 市原 恵美
ヒヤリハット ファイル を ナース事例と
事務事例に分けて ファイルする。
新人さんが 見やすいようにしたい。
色々な提案、よろしくね！

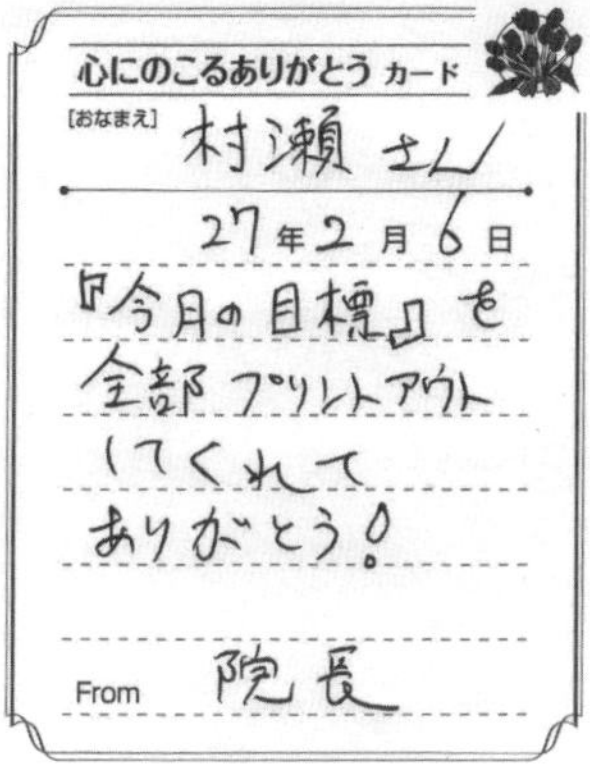
心にのこるありがとうカード
[おなまえ] 村瀬さん
27年2月6日
『今月の目標』を
全部プリントアウト
してくれて
ありがとう！
From 院長

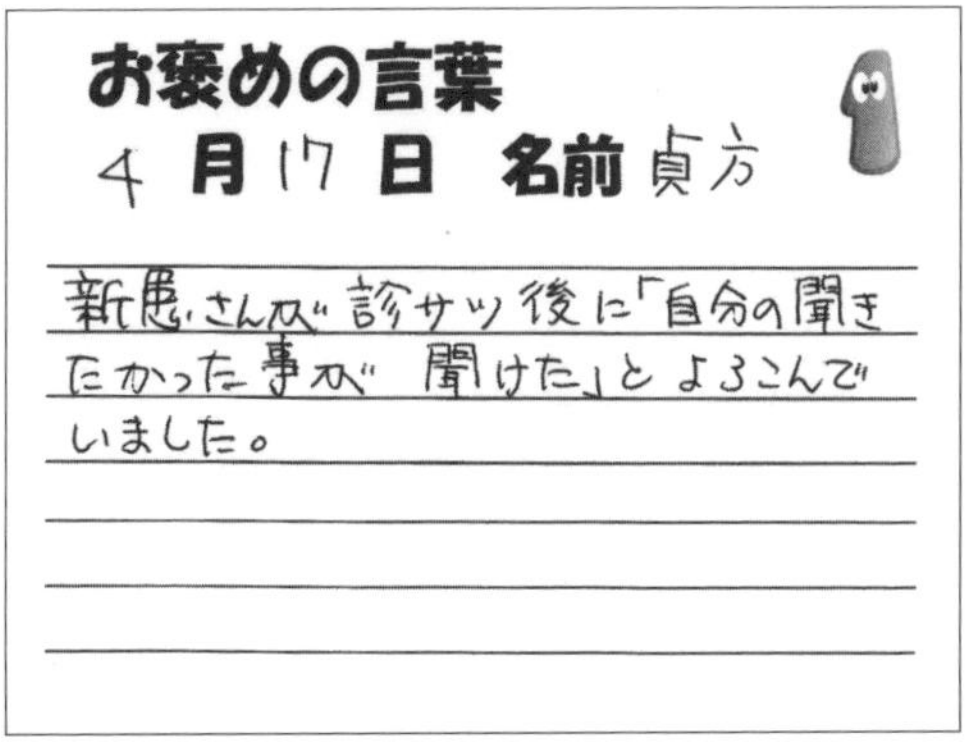
お褒めの言葉
4月17日　名前 貞方
新患さんが診サツ後に「自分の聞き
たかった事が 聞けた」と よろこんで
いました。

「ありがとうカード」は、スタッフ同士で日頃の「ありがとう」を言葉だけでなく、カードに書いて相手に感謝を伝える取り組みです。15名のスタッフ間で、年間5000枚ほどの「ありがとうカード」が活用されていて、スタッフ同士の潤滑油になっています。たくさん「ありがとうカード」を書いたスタッフには毎月、月間MVPとして図書カードを贈呈しています。

「お褒めの言葉カード」

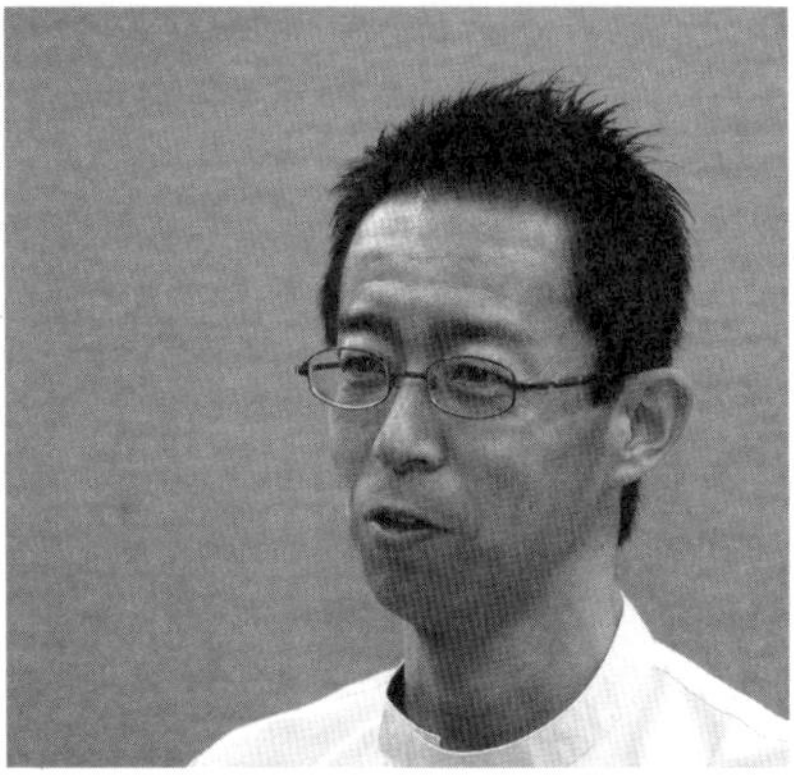

は患者様からいただく「ありがとう」「親切だね」「優しいね」などのお褒めの言葉を、スタッフ全員で共有する取り組みです。褒められたスタッフは専用のカードに具体的な内容を記入し、スタッフ全員が見ることができるようにしています。年間200枚ほどの「お褒めの言葉カード」が活用されていて、仕事へのモチベーションに繋がっています。また「お褒めの言葉カード」が20枚集まる毎に女性が大好きなスイーツを注文できる仕組みにしています。

「改善提案カード」は職場内の改善したいことを、内容の大小を問わずスタッフ全員に毎月最低1件は提出してもらう取り組みです。改善したい内容を「改善提案カード」に記入してもらいますが、提案した本人が責任を持って改善する仕組みにしています。年間200枚ほどの「改善提案カード」が活用されていますので、年間200件近くの改善がなされていることになります。自分が提案したことのほとんどが認められ改善もなされるので、仕事への愛着も湧いてくるようです。スタッフには、日頃から改善することはないだろうかと考えることが大事だよと伝えています。

これら「3つのカード」をコツコツと継続して活用することで、経営理念の一つである「スタッフの成長」をサポートすることができ、クリニック運営も上手くいくようになりました。

根本 なるほど。先生が新しい取り組みを導入する際、単に「はい、じゃあ、ありがとうカードをやってね」と言うだけではなく、スタッフと共に考えながら、「どんなカードを使って、どのように管理して……」といったことをよく考えていらっしゃいますよね。素晴らしいと思います。

坂井 当然、最初に考えたプランがそのまま上手くいくはずもないので、修正が必要です。そこはスタッフに聞きながら微修正を重ねます。継続することがいちばん大事だと思っていますので、継続できるよう修正を加えながら現在まで続けています。

根本 新しい取り組みを始めたもののいつの間にかやらなくなってしまった、というクリニックも多いと思いますが、先生がそれらの取り組みを継続されるうえで心がけていらっしゃることはありますか。

坂井 絶対継続するぞ、ということでしょうか（笑）

根本 なるほど、そういう強い想いをもって行うと（笑）

坂井 実は、「ありがとうカード」と「改善提案カード」は以前一度失敗してしまいました。見切り発車してしまったからです。だからもう次はないと覚悟して、絶対に継続できるようプランを作り上げました。まず取り組みを行ううえで、スタッフが守るべきルール

JCOPY 498-04880

を事前に作って、スタッフに何度も取り組みを行う理由を説明しました。それから取り組みをフォローしてくれそうなスタッフの協力も得たうえで、私自身も取り組みに参加するようにしました。そうすることで上手く継続することができています。

根本 すばらしいです。

⦿スタッフを経営に巻き込もう

根本 私が主宰する医経統合実践会という勉強会では「スタッフをクリニック経営に巻き込む」ということをモットーにしています。そこで、スタッフをクリニック経営に巻き込むためにはこれが不可欠だ、という坂井先生のお考えがあればぜひお聞かせ願います。

坂井 先ほども述べましたが、院長が孤独な状態では、スタッフを経営に巻き込むことは不可能ですので、俺についてこいという考えではなく、スタッフと一緒に歩んでいきたいという想いが必要です。

よくトップダウン、ボトムアップと言われますが、トップダウンが過ぎても反感を買うだけですし、ボトムアップだけでも組織は回りません。当院ではそのバランスを上手く取りながら運営しているつもりです。

根本 たとえばどのようにでしょうか。

坂井 クリニック自体を演劇の舞台というように考えて、院長ではなくスタッフが主役になれるような取り組みを行っていくと、クリニック経営にスタッフを巻き込めるのではないかと思います。具体的には、スタッフそれぞれに役割を持ってもらうことです。待ち時間対策に携わるスタッフ、環境整備に携わるスタッフなど、いくつかの役割を分担してスタッフに担ってもらうことで自主性と責任感が芽生え、クリニック経営に巻き込めると思っています。

根本 ありがとうございます。スタッフをクリニック経営に巻き込んでいくうえで、スタッフのモチベーションや志気を上げるのは非常に大事なことだと思いますが、スタッフの志気を上げるよい方法がありましたら教えていただけますか。

坂井 スタッフを認めること、感謝すること、褒めること。モチベーションを上げるにはその3点が必ず必要だと考え、心がけています。

根本 認める、感謝する、褒める、ですね。

坂井 褒めるにしても、感謝するにしても、行動のメインとなる言葉がけは無形のものです。それをある程度有形のものにするとより効果的です。感謝したいスタッフに「ありがとうカード」を書くというのもその一つです。他には、たとえばお菓子やケーキ、スイーツなどのちょっとした差し入れとか、スタッフを集めてご飯を食べに一緒に行くとか、そういった形あるものを定期的に行うと会話も弾み、よりモチベーションが上がると思います。

根本 なるほど。また逆に、こういうことをすると志気が下がる、といったことはありますでしょうか。

坂井 モチベーションを下げる行為は、院長の方針がコロコロ変わってしまうこと。それから怒ることです。

根本 ああ、そうですよね。

坂井 もちろん理由があって怒るのでしょうけれども、私はたとえ理由があったとしても怒るという行為は極力避け、良くない理由を説明しながら諭すようにしています。

根本 怒るのではなく、論理立ててきちんと説明しましょう、ということでしょうか。

坂井 そうですね。いきなりガーッと怒ってしまうと、その後怒った理由をスタッフに話しても耳に入ってこないでしょうから。理由付けを言いながら諭すのがよいように思いますね。

根本 なるほど。いきなり「何やってんだ!」、「駄目だ、そんなんじゃ!」と怒られてしまうと、そこでもうガーン……となってしまいますものね。

坂井 そうなってしまうと、あとはもう何を言われても耳に入ってこないと思います。スタッフとの関係性にもひびが入ってしまいます。

根本 きちんと相手の心に伝わるために、筋道を立てて、論理立てて説明することが大事ということですね。

坂井　そうですね。

◉成功の習慣は「継続すること」

根本　本書は「クリニック経営に成功する院長の8つの習慣」というタイトルです。成功する院長先生の習慣については今までのお話のなかにもたくさん含まれていましたが、先生がお考えになる、クリニック経営が成功するための特に大事な習慣はなんでしょうか。

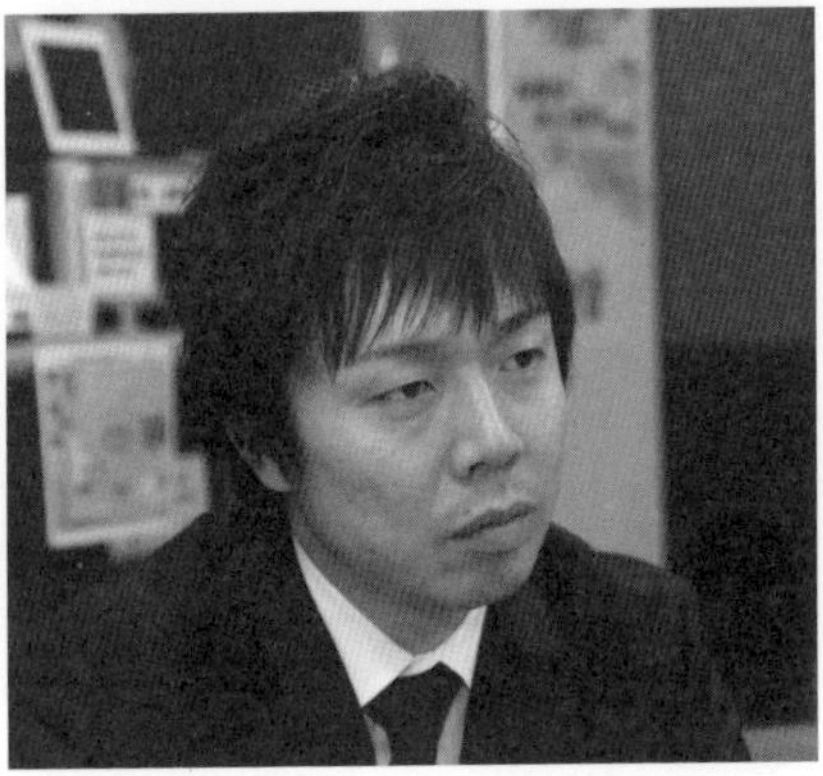

坂井　何事も継続するということです。漠然としているかもしれませんが、私の源にあるテーマであり、平凡に感じることこそむしろ継続することが大事だと思っています。たとえば、先ほど述べたスタッフとのコミュニケーション。気付いたときにちょっと話しておこうかな、ではなく、できれば毎日全員とちょっとでもコミュニケーションを取り、彼女たちの話をよく聞き、

JCOPY 498-04880

個々の性格や個性も理解できるように努めることが重要です。これを毎日継続するのです。業務時間は仕事の話に終始しがちですが、仕事が終われば自然と家族の話、遊びの話になってきます。それを聞いていると彼女たちのことが何となく理解できてきますし、さらなるコミュニケーションの助けにもなるのではないでしょうか。

根本 なるほど。

坂井 そういったコミュニケーションを取れる院長なら、きっと医院経営も上手くいくのではないかと思います。

根本 先生とスタッフの方がお話しされる様子を見ていると、先生のほうからお話をされるというよりは、スタッフの方のお話をすごくよく聞いておられるという印象があります。

坂井 そうですね。私はもともと子どもの頃から口下手で、人の話を聞くほうに回っていましたから、今になってみるとそれがかえってよかったのかなと思います。

⊙「よい職場だね」と言ってもらえるクリニックに

根本 それでは最後のご質問です。クリニックの今後の展望や目標などをぜひお聞かせください。

坂井 私もスタッフも人生の多くの時間を職場で過ごすので、スタッフ自身がここで働けてよ

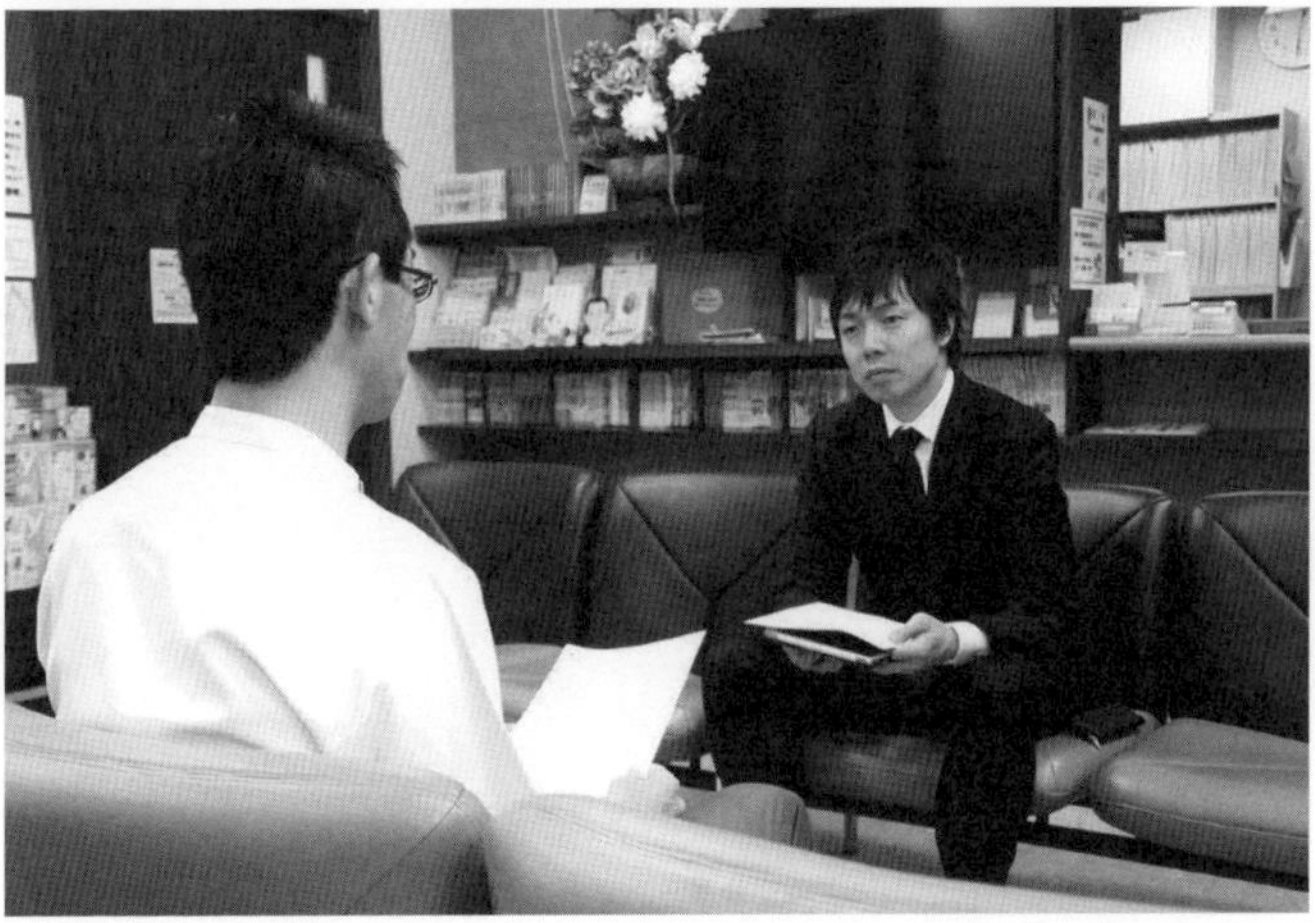

かった、働きがいを持って働ける、そう思える職場にしたいと考えています。そのためにも医院理念と3つのカードを取り入れました。
　さらに新しい取り組みとしては、環境整備の5S（整理・整頓・清掃・清潔・躾）に取り組んでいますが、まだまだ十分ではありません。それらをより積極的に取り入れていくことで患者さんからも評価され、スタッフも周囲の方から「よい職場で働いているね」と言われるようになるはずです。やはり今後の目標としては、様々な方から「よい職場だね」と言われるような職場にしていきたいと思っています。

根本　坂井先生のような先生が、たくさん増えてくれればよいなと思います。お話をお聞かせ頂き本当にありがとうございました。

坂井　ありがとうございました。

JCOPY 498-04880

おわりに

ここまでお読み頂きましてありがとうございました。

本書は「このような考え方や行動によって成功に近付く」と書いている一方で「こうすると失敗する」「こういう経営者は上手くいかない」と書いていますので、もしかしたら不愉快なお気持ちにさせたかも知れません。もしそうだとすれば心よりお詫び致します。

経営について書いている私も、2020年時点で、経営者として9歳です。発育段階としては、言葉を少しずつ覚え、徐々に物事を考えることが出来るようになってきた程度の状態です。私もまだまだ成長の途中です。ですから本書の中で「こういうことをすると上手くいかない」という内容は、実は私自身の失敗経験も大いに盛り込まれています。

振り返れば、病院勤務2年半、コンサルティング会社勤務7年、そして会社経営9年と、これまでの社会人人生の中で経営者である期間が最も長くなりました。

どの期間にも言えることですが、私に何か力があるとすれば「素晴らしい方々とご縁を頂ける力」はかなり持っています。本書で貴重なお話をたくさん聴かせて頂いた、坂井耳鼻咽喉科様の坂井邦充先生もそのおひとりです。

コンサルタントとしてクライアント様に多くの気付き、学び、具体的な事例をお伝えすることでコンサルティング費用を頂戴出来るのですが、むしろ坂井先生からは私の方が学ばせて頂くことが多くあり、毎月お伺いする度に頭が下がる思いでいっぱいです。今回も大変お忙しい中、かなり以前からインタビューについて詳細且つ膨大な資料をご準備頂きました。

坂井先生、本当にありがとうございました。

坂井先生と素晴らしいスタッフ様に感謝の気持ちを込めて、本書の表紙の「8つの習慣」の「8」の部分に、坂井耳鼻咽喉科様のロゴマーク「くるりん」を使わせて頂きました。

また、本書で度々お名前やお写真を使用させて頂いた、大河内昌弘先生、田辺直樹先生、福岡敏先生にも感謝申し上げます。医経統合実践会は2009年に発足し、この10年間で今の規模にまで大きくなれたのは、この先生方が「クリニックを良くするためには、スタッフの成長も不可欠で、スタッフに変化をもたらすコンサルティングや勉強会は、医経統合実践会が日本一だ」と、多くの先生に推薦して下さったからです。

大河内先生、坂井先生、田辺先生、福岡先生には、2020年から「医経統合アンバサダー」としてお力貸して頂くことを、本書を執筆している2019年11月現在、勝手に思っております（笑）。

そして定期的にコンサルティングを受けて下さっているクライアントの院長先生にも心から感謝申し上げます。ありがたいことにコンサルティングを開始させて頂いてから10年以上お付き合いが続いているクリニック様が多くあります。当時は更に未熟者だった私が、ひとまず現時点まで到達出来たのは、クライアント様の温かいご声援があってのことです。本当にありがとうございました。

「経営者は孤独である」という言葉がありますが、私はそのように思ったことがありません。何故なら、これまでご紹介してきた素晴らしい先生方との出会いがあるからです。

おわりに

本書は中外医学社の岩松宏典様に多大なるお力添えを頂きました。著書は著者だけの力で生み出せるものではなく、編集者の力量も大いに関連します。岩松様、中外医学社の皆様、本当にありがとうございました。

最後に「素晴らしい方々とご縁を頂ける力」が身に付くように、ここまで育ててくれた両親に感謝します。本当にありがとうございます。

医経統合実践会 主宰
医経統合コンサルタント
根本 和馬

JCOPY 498-04880

[著者紹介]

根本 和馬 ねもと かずま

アンリミテッド株式会社 代表取締役
医経統合実践会 主宰　医経統合コンサルタント

競争の激しい歯科クリニック専門のコンサルティング会社で経験と実績を積んだ後、その先進的な経営ノウハウを内科、眼科、耳鼻科などの医科クリニックに活用するため「医経統合実践会」を設立。2011 年、アンリミテッド株式会社を設立。代表取締役に就任。

3 ヶ月に 1 度開催される通年制セミナー「医経統合実践塾」は、医院経営に対して意識の高い院長、スタッフが日本全国から集まり、自院の実践事例を共有し合う学びの場となっている。 2020 年は東京・名古屋・札幌で開催し、300 名が参加。

著書に『なぜあのクリニックは待ち時間があっても満足度が高いのか？ 待ち時間対策 24 の手法』『パートスタッフ中心のクリニックがプロフェッショナルチームになる 13 の方法』（中外医学社）、『診療所機能アップのためのクリニック・マネジメント入門クリニックを「プロ集団」に変える 33 の秘訣』（医学通信社）、『歯科医院増患プロジェクト ～スタッフみんなで取り組む 26 の手法～』（デンタルダイヤモンド社）。その他クリニック経営誌にコラム、連載掲載多数。

「医経統合実践塾」の詳細は、スマートフォンのカメラで下記の QR コードを読み取って下さい。

クリニック経営《けいえい》に成功《せいこう》する院長《いんちょう》の
8つの習慣《しゅうかん》 ©

発　行　2020年3月20日　1版1刷

著　者　根本和馬《ねもとかずま》

発行者　株式会社　中外医学社
代表取締役　青木　滋
〒162-0805　東京都新宿区矢来町62
電　話　03-3268-2701(代)
振替口座　00190-1-98814番

印刷・製本/有限会社祐光　< HI・HO >
ISBN978-4-498-04880-5　Printed in Japan